日系经典·超声入门书系

腹部超声读片入门

COMPACT ATLAS OF ABDOMINAL ULTRASOUND

中文翻译版·原书第1版修订版

主　　审　〔日〕和贺井敏夫

著　　者　〔日〕南里和秀

总 主 译　杨天斗　《中国超声医学杂志》编辑部　主任

总 译 审　张缙熙　北京协和医院超声科　主任医师　教授

主　　译　万晓荆　北京军区总医院超声科　主任医师

科学出版社

北京

U0387010

图字：01-2017-8471

内 容 简 介

本书是"超声入门书系"系列丛书中的一本。"超声入门书系"引进自日本Vector Core出版公司。这套丛书近来在日本超声医学界一直畅销，深受超声诊断入门读者和初级临床医师的喜爱。其中，《腹部超声读片入门》是针对有一定超声检查基础，能熟练使用设备，但缺乏诊断经验的初级超声医师编写的。内容涵盖了腹部各脏器常见疾病的超声诊断，配有病例讲解和图像分析。全书共8章，分别从肝脏、脾脏、胆囊、胆管、胰腺、肾脏、肾上腺和其他这8个方面，讲述了相关疾病的临床表现、典型征象识别、超声表现等。

本书叙述准确、细致、规范、严谨，非常适合临床经验不足的初级超声医师阅读，是初级医师必备的参考书。

FUKUBU ATLAS SHOUREIHEN
© KAZUHIDE NANRI 1993
Originally published in Japan in 1993 by VECTOR CORE Inc.
Chinese (Simplified Character only) translation rights arranged with VECTER CORE Inc. through TOHAN CORPORATION, TOKYO.

图书在版编目（CIP）数据

腹部超声读片入门：原书第1版修订版 /（日）南里和秀著；万晓荆主译. -- 北京：科学出版社，2018.6
（日系经典. 超声入门书系）
ISBN 978-7-03-057585-2

Ⅰ. ①腹… Ⅱ. ①南… ②万… Ⅲ. ①腹腔疾病—超声波诊断
Ⅳ. ① R572.04

中国版本图书馆 CIP 数据核字（2018）第 111423 号

责任编辑：郭 威 高玉婷 / 责任校对：张怡君
责任印制：赵 博 / 封面设计：龙 岩

科学出版社 出版
北京东黄城根北街 16 号
邮政编码：100717
http://www.sciencep.com

北京中科印刷有限公司印刷
科学出版社发行 各地新华书店经销

＊

2018 年 6 月第 一 版 开本：787×1092 1/32
2024 年 3 月第五次印刷 印张：7
字数：151 000

定价：34.00 元
（如有印装质量问题，我社负责调换）

译者前言

在我国，超声检查结果已成为各级医院临床科室在疾病诊断时不可缺少的重要依据。即使在农村，超声检查也已普及到了县、乡、镇的基层医院，甚至卫生所或相应的保健单位。因此，每年都会有大量医学院校的毕业生开始从事这项工作，再加上往年已步入超声工作的初级医务人员，其数量是相当可观的。为适应不断发展的超声工作需求，这些初级超声医师都在不断地学习，并在临床实践中不断积累经验。在校学习和在工作中学习的方法有较大差异。前者多偏重于系统知识的学习，与临床工作结合不紧密；后者需要在掌握初级知识后，结合具体病例进行分析。许多刚上岗的初级超声医师，在检查中经常会遇到一些疑难问题而感到困惑，此时非常希望有本实用且携带方便的超声检查入门指导书，可以随时翻阅，以解决困惑。因此，我们把近20年来在日本一直畅销的一套入门必备参考书（共6本）全部译出，希望本套书的出版可以帮助初级超声医师度过入门阶段。

本丛书的译者，均是从事超声工作多年并在相关领域有着丰富经验的专家。他们在繁忙的临床、社会工作之余，克服了种种困难，在保证译文质量的前提下，按时完成了各自承担的任务，借此表示衷心感谢。

由于水平有限，译文难免存在不妥之处，敬请同仁指教。

《中国超声医学杂志》编辑部　主任

杨天斗

众所周知，近年来随着超声仪器和检查方法的进展，超声检查在临床诊断中已是不可缺少的手段之一。同时，由于超声检查的普及，目前许多临床科室除将其作为常规检查外，还将其广泛用于疾病筛查和健康体检。在这种情况下，超声医师的责任也随之增加，这也是一种世界性的趋向。

在日本，以日本超声波医学检查研究会为代表，在检查技术发展等方面作出了很多贡献，其水平也位居世界前列。1994年在日本札幌召开的第7届世界超声波医学学术联合大会（WFURB 1994）上，我和一些志同道合的专家同该研究会一起成为大会主办者。借此机会，我由衷地向该研究会的领导及同仁深表敬意。

日本超声波医学检查研究会的领导继出版"腹部超声检查笔记"后，又出版发行了"超声入门书系"共6册，这对从事临床超声检查的医师来说是件非常有意义的事情。

该套超声检查丛书包括《腹部超声入门》《腹部超声读片入门》《乳腺超声入门》《心脏超声入门》《妇产科超声入门》和《超声设备使用入门》。各分册内容都是最基础、最重要的。担任该丛书的所有编著者，均是具有指导水平的日本超声医学检查研究会的专家。

该丛书从内容上看可以说是手册性质的，每个分册都从初学者角度出发，为其提供了从检查基础至实践应用方面的临床征象和注意事项，这些内容是作者们多年来在临床超声检查中取得的丰富经验的详细论述。因此，其内容乍看起来似乎面面俱到，但却不像普通教科书那样需要一章一章地循序阅读，而是可以在实际检查工作中，遇到不明白的问题或产生疑虑时，像查词典那样翻阅，这就是作者编写的目的。也就是说，丛书虽然像B6纸版本书那样小型化，但它却以详细的书目和固定模式按手册模式编写而成，让读者使用方便、读则易懂。此外，该丛书的另一个特点是大量采用带有解说的示意图及极具代表性的超声图像。值得一提的是，该套丛书虽由6名专家分别执笔，但在编写期间，作者们充分交换意见，以使该书确定的目的及特点能始终贯穿始终，在这方面作者们做得非常周到、细致。

我们确信，该套丛书不但适用于从事超声检查的初学者，而且适用于从事日常超声检查的其他临床工作者，是一套非常方便、十分有用的图书。

顺天堂大学名誉教授

日本超音波医学会名誉会员

和贺井敏夫

这本《腹部超声读片入门》收集了《腹部超声入门》中未涉及的内容，即腹部病变的超声检查。在《腹部超声入门》中详细地叙述了腹部超声检查的基本知识，是非常必要的，而疾病部分单独成书，使其使用更加方便、易读，也是很有必要的。

本书在选用病变图像方面，尽可能使用最典型、最清晰的图像。也可以说，除已刊出的各种代表性图像外，还纳入了许多罕见的疾病图像。笔者认为，本书虽然是一本简明的手册图书，但所收纳的病例却远不亚于其他同类书籍。

本书在各章编排时均按临床征象、注意事项等栏目分类，简洁明了，读起来易懂，用起来方便。

在阅读本书时，建议读者先把书中的病例特征与临床检查所见进行对比，如果能把握住病变的图像特征，就能扩展其应用范围，这样，即使遇到不够典型的病例，也能抓住其重要表现独立地进行分析、判断。

本书携带方便，既可放在工作服衣袋里，也可装入女士手袋中。

值本书完成之际，谨向给予大力协助的东海大学医院超声室全体同仁表示感谢！

南里和秀

2 目录

第1章

肝脏

1
Chapter

一、肝脏的检查项目

◆大小

测量部位		增大
腹主动脉上	上下径	11 cm 以上
	前后径	6 cm 以上
右锁骨中线	上下径	16 cm 以上
	前后径	13 cm 以上

大小	病变
增大	急性肝炎，脂肪肝，肝淤血
萎缩	重症肝炎，脂肪肝

◆内部回声

内部回声	疾病
增高	脂肪肝，慢性肝炎
减低	急性肝炎
细微	正常
增粗杂乱	肝硬化
均匀	日本血吸虫病，斑片状脂肪肝
不均匀	重症肝炎，肝硬化

◆表面

表面	疾病
平滑	正常
凹凸不平	肝硬化，重症肝炎

◆边缘

边缘	疾病
锐利	正常
钝化	肝硬化，慢性肝炎

◆血管走行

血管走行	疾病
不清晰	脂肪肝
狭窄，内径改变	肝硬化
门静脉扩张	门静脉高压症
肝静脉扩张	肝淤血
闭塞	血栓形成，肿瘤栓子

◆肿瘤性状

肿瘤性状		疾病
内部	无回声	囊肿，肿瘤液化坏死，脓肿
	低回声	肝细胞癌，转移性肿瘤，血管瘤，恶性淋巴瘤，脓肿
	高回声	血管瘤，肝细胞癌，脂肪变性，转移性肿瘤，钙化病变
	混合性回声	转移性肿瘤，肝细胞癌，脓肿，血管瘤，坏死性改变，出血
	镶嵌型	肝细胞癌
	中心坏死	肿瘤中心部液化坏死
	钙化	大肠癌
边缘	低回声带	肝细胞癌（较薄），转移性肿瘤（较厚）
	高回声带	血管瘤
	分叶状	转移性肿瘤，肝细胞癌
后方	增强	囊肿，血管瘤，脓肿，肝细胞癌
	减弱	肝细胞癌
	声影	转移性肿瘤，钙化病变
外侧声影		肝细胞癌

◆肝肿瘤的诊断标准（引自：日本超声波医学，1989，16：108）

（1）存在性诊断

确诊	与周围肝组织的回声水平明显不同，应在多于2个方向上显示
可疑	与周围肝组织的回声水平明显不同，仅在1个方向上显示
待进一步检查	与周围肝组织的回声水平稍有不同，应在多于2个方向上显示
保留判断	与周围肝组织的回声水平稍有不同，仅在1个方向上显示

（2）定位诊断：一般小的肿瘤用Couinaud 区观察，肿瘤大时用Healey 区描述。无论哪个区，只要存在肿瘤都要记录肿瘤与肝静脉和门静脉分支间的立体位置关系。

（3）定性诊断

所见肿瘤	形状	边界	边缘低回声带			内部回声		后方回声	外侧声影
			有无	薄厚	内侧	整体回声	无回声区		
肝细胞癌	球形	明显且平滑	有	薄	明显	镶嵌状	星形	增强	有时有
肝血管瘤	球形或不定形	细，凹凸不平	无，邻接肝脏的边缘呈高回声			高回声大的无回声区	类圆形	不变至增强	无
上皮性肿瘤肝转移或胆管细胞癌	戴胜鸟头形或菜花状	粗，凹凸不平	有	厚	不明显	同心圆状	中心凸向外方的不规则形	减低至不变	无
非上皮性肿瘤的肝转移或类癌	球形	明显且平滑	多数无			较均匀	类圆形散在	不变至增强	偶有

二、良性弥漫性病变

在肝脏弥漫性病变的检查时，除在检查项目中记录的内容外，最重要的是调节仪器的增益和STC。脂肪肝、肝炎、肝硬化、日本血吸虫病等，如果呈现特征性所见，诊断比较容易。脂肪肝、慢性肝炎、酒精性肝损害等的特征是肝实质回声水平升高的"明亮肝"。另外，血红蛋白沉着症、含铁血黄素蓄积症、淀粉样变性等也多可见"明亮肝"。

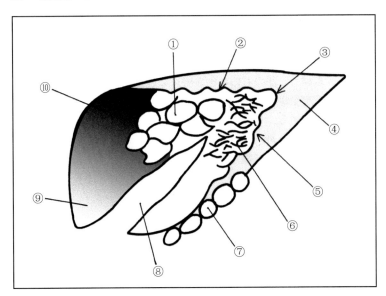

肝脏弥漫性病变的声像图
①网格状、龟甲样；②表面凹凸不整；③边缘钝化；④腹水；⑤下面突出；⑥实质回声增粗杂乱；⑦侧支循环；⑧肝静脉扩张；⑨远区回声水平衰减；⑩实质回声水平升高

1. 急性肝炎（acute hepatitis）

> **超声表现**
> （1）小叶中心（centrilobular，CL）型［呈现下面（2）、（3）项表现］
> （2）肝内回声减低
> （3）门静脉壁回声增强
> （4）肝增大
> （5）肝缘钝化
> （6）肝表面平滑
> （7）胆囊无张力
> （8）胆囊壁增厚
> （9）脾增大
> （10）淋巴结增大

◆ **临床征象及注意事项**

肝功能GPT 1000U/L以上多称为急性期，大部分预后良好，也有一部分转为慢性肝炎。

在病理组织学上肝细胞明显膨大，呈热气球样改变，表现为肝细胞排列紧密，超声波容易透过，故肝脏回声水平整体减低，门静脉壁相对回声增强。

伴有胆囊腔变小、囊壁增厚，则表示由于胆汁淤积和肝炎的炎症侵及引起的胆囊无张力状态。这种胆囊的改变，与黄疸轻重程度相关，也可用于判断急性肝炎的预后。

应注意与慢性肝炎的急性发作相鉴别。

超声检查应参考肝、胆的血液生化检查结果进行综合分析。

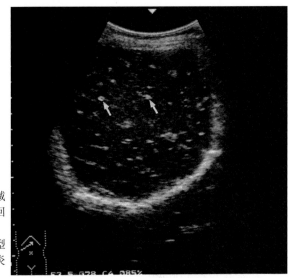

肝内回声水平减低，门静脉壁回声明显增强（⇧），这种小叶中心型模式是急性肝炎的典型所见

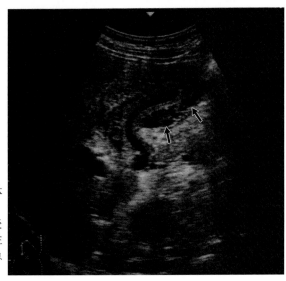

胆囊壁厚24 mm，可见明显的整体性均匀增厚（↑）。提示为肝炎的炎症波及胆囊。注意不要误诊为急性胆囊炎

2. 慢性肝炎（chronic hepatitis）

> **超声表现**
> （1）FF（fatty-fibrotic）型［呈现下面（2）~（6）项表现］
> （2）肝内回声增高
> （3）中间区域回声亮度增强
> （4）肝近场和远场的回声亮度减低
> （5）门静脉壁回声减低或不清晰
> （6）肝实质回声轻度增粗
> （7）肝增大
> （8）肝边缘变钝
> （9）在慢性活动性肝炎（CAH）中有1/3可见轻度脾增大
> （10）在慢性迁延性肝炎（CPH）不出现脾增大
> （11）淋巴结增大

85%的FF型慢性肝炎可见上述表现。

◆ **临床征象及注意事项**

慢性肝炎是肝脏6个月以上的持续性炎症，根据组织学的炎症程度分为慢性活动性肝炎（CAH）和慢性迁延性肝炎（CPH）。无论哪一种都会发生以门静脉区为中心的持续性炎症，并出现以淋巴细胞为主的圆形细胞浸润和纤维增生，造成门静脉区扩大。

（1）CAH

CAH进一步发展将会出现门静脉区之间或门静脉区与中心静脉间的肝细胞坏死。

（2）CPH

CPH的改变与CAH相似，只是较轻些。

由于以门静脉为中心的炎症，肝回声水平整体增高，门静脉周围的格林森鞘和肝细胞的边界模糊，导致门静脉壁回声也不够清晰。

淋巴结增大，呈扁平状，多出现在肝总动脉干处。

除慢性肝炎外，FF型也可见于肝硬化、脂肪肝。应与急性肝炎、脂肪肝、肝硬化、酒精性肝损害等相鉴别，这些病变也多合并有慢性肝炎。

对肝功能GPT在500U/L以上的急性重症病例应特别注意。此外，不要将此时的胆囊壁增厚误诊为胆囊炎。

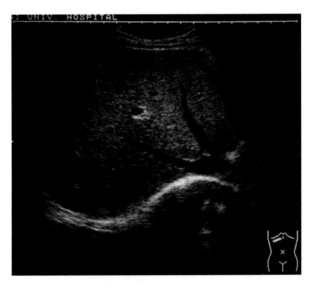

肝回声强度在近场和远场减低、中场增强。这是FF型的典型声像图表现

3. 重症肝炎（fulminant hepatitis）

超声表现
（1）肝萎缩
（2）内部回声不均匀
（3）肝表面不规整
（4）胆囊无张力
（5）胆囊壁增厚
（6）门静脉扩张
（7）腹水
（8）不出现脾增大

◆ 临床征象及注意事项

急性肝炎中，出现症状后8周以内可见严重的肝功能障碍，可出现2度以上肝性脑病（肝昏迷）的脑部症状，凝血酶原减少，凝血时间缩短至正常的40%以下。

多为伴有意识障碍的肝功能不全，出现多种症状，预后不良。

短期内肝脏的形态、大小都会发生很大变化。

有的出现肝萎缩，有的不出现肝萎缩，前者预后极差。

与肝硬化的鉴别有时较困难。

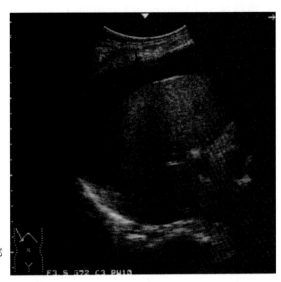

可见腹水（↑），
肝脏体积无变化。
肝表面平滑，内部
回声均匀

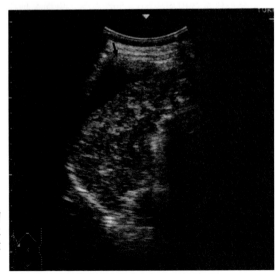

肝表面凹凸不平，
内部回声也不均
匀。还可见腹水
（↑），为预后不
良的重症肝炎

4. 脂肪肝（fatty liver）

> **超声表现**
> （1）肝肾对比度升高：肝实质比肾实质回声水平增高。这是最重要的
> （2）高亮度肝：肝实质回声增强
> （3）远场衰减：可见远场的回声水平减低
> （4）肝静脉显示不清，肝静脉的边缘和管腔都不清晰

◆ **临床征象及注意事项**

脂肪肝在病理组织学上显示为肝小叶的30%以上有中性脂肪沉积。

病因：几乎都是由肥胖、饮酒过量、糖尿病等引起的。

肥胖或腹壁增厚时往往也呈现脂肪肝表现。所以，要把肝肾及脾肾两幅图像放在一起比较对比度的差别。

也有患者是慢性肝炎或肝硬化合并脂肪肝的，超声检查时应注意到这一情况。

乳腺癌术后服用激素，也可引起肝脏的脂肪化。

脂肪肝患者也会出现 γ-GTP、ChE的升高。GOT、GPT也升高，但GPT首先升高，其升高值中度偏上，且GPT＞GOT。

在CT检查时，可见肝脏的亮度比脾脏低，血管的亮度比肝脏还要高。

脂肪肝的声像图分类：

弥漫型		整个肝脏均有脂肪沉积
地图型		肝内的高回声和低回声混合存在，出现地图样的斑片状回声
区域型		主要以肝静脉分支为界，呈现较大的斑片状回声
局限型	局限性脂肪样变	脂肪沉积多的部分显示局限性高回声带，好发于肝脏左内叶，应与血管瘤相鉴别
	局限性低脂肪化	脂肪沉积少的部位显示低回声带（正常部分），好发于胆囊床、肝脏左内叶区（门静脉左支水平部腹侧），应与肝细胞癌相鉴别

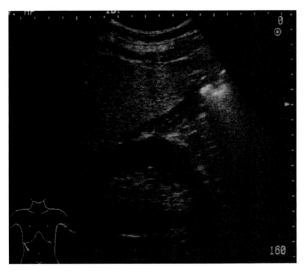

肝肾对比度显著升高，为重度脂肪肝

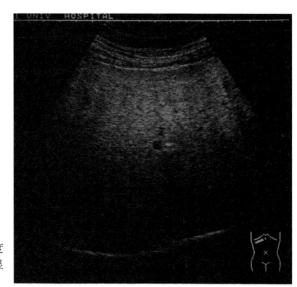

弥漫型脂肪肝
肝实质回声强度增高，远场明显衰减

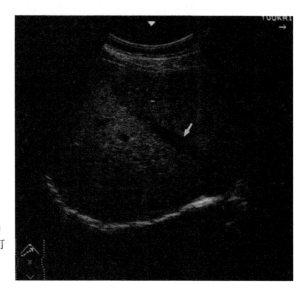

局限型脂肪肝
以肝中静脉（⇑）为界，肝右叶可见脂肪沉积

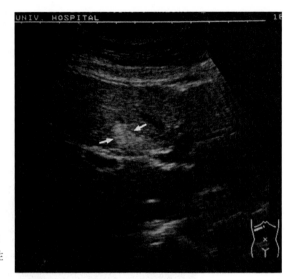

局限性脂肪样变
门静脉左支（⇧）
腹侧可见局限性
高回声区

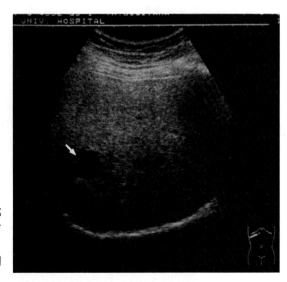

局限性低脂肪化
脂肪沉积少的部
分显示为低回声
的肿瘤像（⇧），
应与肝细胞癌相
鉴别

5. 肝硬化（liver cirrhosis）

超声表现
（1）肝表面凹凸不平
（2）肝缘变钝
（3）肝实质回声增粗、杂乱
（4）肝内纤维化改变
（5）肝内血管迂曲、狭窄、不清晰
（6）肝右叶萎缩
（7）肝左叶（尾状叶）增大
（8）腹水
（9）胆囊壁增厚
（10）门静脉扩张，蛇形走行
（11）形成侧支循环
（12）脾大

◆ **临床征象及注意事项**

肝小叶结构破坏，出现广泛的纤维化或形成数毫米至1cm的再生结节。病因多为病毒性、酒精性。可见黄疸、腹水、食管静脉曲张等。

尾状叶显示为低回声带，应与肿瘤相鉴别。

肝硬化容易发生肝细胞癌，所以在肝硬化图像中若显示大的结节应考虑肝细胞癌。

判断慢性肝炎的迁延与早期肝硬化有一定的困难。

相对于门静脉，肝静脉周围缺乏结缔组织，后者容易发生狭窄、内径宽窄不一等改变。

作为进一步的检查，至少每月检查AFP、PIVKA-II，每3个月做一次超声检查，每6个月做一次CT检查。

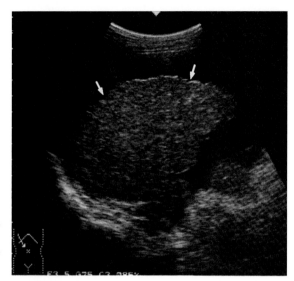

肝表面凹凸不平
（⇧），内部回
声不均匀，还可
见到腹水

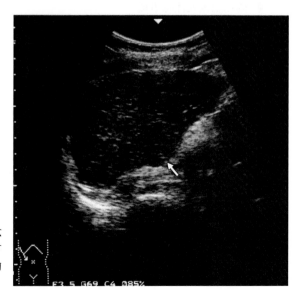

肝表面凹凸不
平，特别是肝下
面可见到明显的
凹凸不平（⇧）

● 门静脉高压症 （portal hypertension）

> **超声表现**
> （1）门静脉系统扩张、蛇形走行
> （2）侧支循环形成
> （3）脾大

门静脉主干扩张至14 mm以上，脾静脉扩张至10 mm以上，作为门静脉高压症诊断的参考指标。

◆ 临床征象

门静脉系统血流障碍，门静脉压增高达200 mmH$_2$O（正常为100～150 mmH$_2$O）以上，同时伴有腹水、脾大、食管静脉曲张等继发症状者统称为门静脉高压综合征。

肝硬化时可出现门静脉系统的多种侧支循环，70%～80%伴有食管静脉瘤，60%～70%伴有呕血。

门静脉高压症主要由肝硬化、肝外门静脉闭塞或血栓、肿瘤栓塞（伴有海绵状变性）、布-加综合征、特发性门静脉高压症（idiopathic portal hypertension，IPH）及日本血吸虫病等疾病引起。

注：所谓海绵状变性，是在血管造影上呈现海绵状的血管束，使门静脉主干和肝外门静脉闭塞，门静脉周围形成较细血管的侧支循环。其特征是：①门静脉闭塞像；②门静脉高回声带；③门静脉周围的细血管像。沿门静脉可见与肝动脉、胆管明显不同的蛇形走行的管腔结构时可疑为本征。

布-加综合征是肝脏的下腔静脉开口处由肿瘤和膜样结构物引起闭塞造成静脉压升高，下腔静脉和肝静脉扩张。另外，下腔静脉失去特有的搏动性。

● 门静脉系统的血流动态

检查门静脉高压症时，要考虑到形成的侧支循环。容易形成侧支循环的部位如下述。

◆ 侧支循环

（1）<u>胃冠状静脉</u>→<u>胃左静脉</u>→食管静脉→奇静脉→上腔静脉
（2）<u>胃短静脉</u>→胃贲门部静脉→食管静脉→奇静脉→上腔静脉
（3）<u>脐旁静脉</u>→腹壁浅静脉→腔静脉
（4）肠系膜下静脉→直肠静脉→髂静脉→下腔静脉
（5）<u>脾肾分流</u>
（6）<u>胃肾分流</u>

注：有下划线的在超声检查中容易显示。腹壁静脉曲张称为caput medusae。

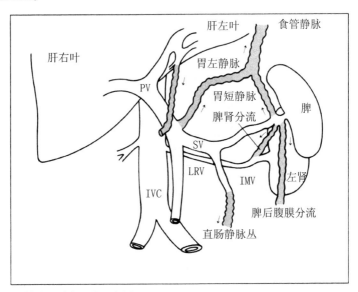

门静脉系统主要的侧支循环
PV：门静脉，LRV：左肾静脉，IVC：下腔静脉，SV：脾静脉，
IMV：肠系膜下静脉

　　侧支循环的血流有离肝性和向肝性两种，前者可见脐旁静脉、胃左静脉、脾肾分流等，后者可见肝外门静脉闭塞症等。

　　（1）脐旁静脉

　　可见沿肝圆韧带由门静脉左支至脐部的静脉重新开放。

　　（2）胃左静脉，胃冠状静脉

　　胃左静脉，胃冠状静脉是超声检查中最容易观察到的侧支循环。矢状面扫查，在肝脏和主动脉之间可见纡曲蛇行血管像。

　　（3）脾肾分流

　　脾肾分流在肝硬化等伴有脾大时容易观察到。左肋间扫查，在脾门部取脾静脉范围可见明显的纡曲蛇行血管像。

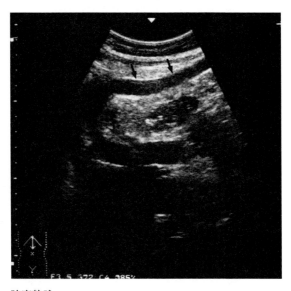

脐旁静脉
可见自门静脉左支沿肝圆韧带的血管扩张像（↑）

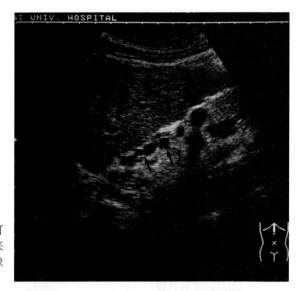

胃左静脉
在肝左叶下面可
见串珠状扩张
的蛇行血管像
（↑）

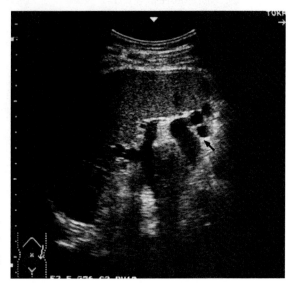

脾肾分流
在脾门部脾下
极位置可见扩
张蛇行的血管像
（↑）

6. 寄生虫病

● 日本血吸虫病（schistosomiasis japonica）

> **超声表现**
> （1）肝表面凹陷
> （2）线状、带状高回声（龟甲样、石墙状、网格状、蜂窝状结构）
> （3）斑点状回声

整个肝脏呈现由肝内纤维性隔膜形成的线状高回声和网格状结构。肝内回声强度与肝硬化相似。

◆ 临床征象

幼虫由皮肤进入体内，随大循环系统在肝内门静脉处停留演化为成虫。因虫卵引起的肉芽反应，先以格林森鞘为中心发生钙化及纤维化，进而演变为肝硬化。

本病的诊断地区性很重要。在日本多发生在山梨、广岛等地（在中国多见于南方有沼泽、湖泊的地方——译者注），但近年来已很少见了。

● 肝棘球蚴病（肝包虫病）

超声图像为伴有壁增厚的囊性肿瘤样，有时伴有钙化。

需要与之相鉴别的疾病有肝脓肿、肝囊肿、囊腺癌、转移性肿瘤等。

检查时应注意患者居住的地区，如在日本北海道（在中国如内蒙古、新疆等地的牧区——译者注）。

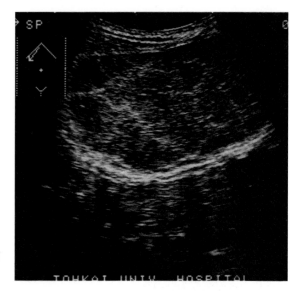

日本血吸虫病
（1）
呈现网格状结构的典型声像图

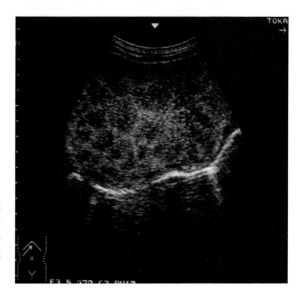

日本血吸虫病
（2）
网格状结构不典型，因为有胃癌术后的病史，所以不能排除转移性肿瘤

7. 肝淤血（congestive liver）

超声表现
（1）静脉系统扩张（下腔静脉、肝静脉、肾静脉）
（2）肝大（肝脏内的水分增多）
（3）腹水（淋巴液回流增加）
（4）脾大

经横切面扫查比较腹主动脉和下腔静脉容易判断该病。

◆ **临床征象及注意事项**

本症多由心脏病变特别是右心功能不全引起，中心静脉及其周围静脉窦充满血液而扩张。

也可发生布-加综合征，引起肝静脉和下腔静脉闭塞。

肝静脉和下腔静脉特有的搏动性消失。

右心功能不全患者，肝静脉明显扩张（↑）

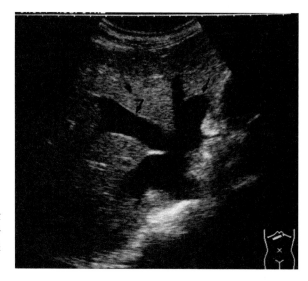

三、良性肿瘤性病变

　　检查肝脏肿瘤性病变时，要根据临床检查首先判断是否有肿瘤病变。其次，还应根据超声图像的特征及病史等进行定性分析。

　　良性肿瘤中最常见的是肝囊肿（6%），其次是钙化（2%）、血管瘤（0.6%）。其他如肝脓肿、结核瘤、肝细胞腺瘤等较少见。

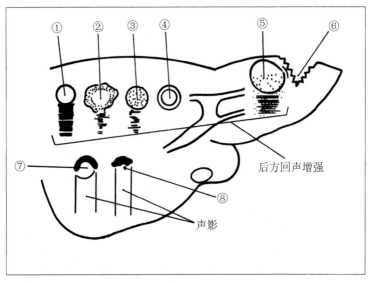

良性肿瘤性病变的超声表现
①囊肿；②脓肿；③血管瘤（高回声型）；④血管瘤（边缘高回声带）；⑤血肿；⑥外伤；⑦结核瘤；⑧钙化

1. 肝囊肿（hepatic cyst）

超声表现

（1）内部无回声

（2）边界清晰，光滑

（3）后方回声增强

（4）清晰的后壁回声

（5）圆形或卵圆形

（6）有时可见分隔

（7）无实质性回声

◆ **临床征象及注意事项**

发病原因可考虑为先天性胆管畸形，但确切的病因尚不清楚。

无论是孤立性囊肿还是多发性囊肿，多数是由先天性发展而来，多房性肝囊肿较少见。

多囊肝常合并多囊肾，偶尔也伴有胰腺和脾脏囊肿。

应与肝脓肿、转移性肿瘤、囊腺癌相鉴别。

由寄生虫引起的囊肿有时可见钙化。

巨大肝囊肿要与肾囊肿、肾上腺囊肿相鉴别。

陈旧性充满血液的肝囊肿有时也可显示为实质性图像。

穿刺抽吸囊肿内容物后和病程较长的囊肿可表现为壁不规则增厚，与囊性腺癌和肝脓肿相似。

CT检查具有极清晰的轮廓，成为低密度区（LDA）。CT值约在30 Hu以下。造影检查可见周围肝组织增强而囊肿不增强，以此可作鉴别。

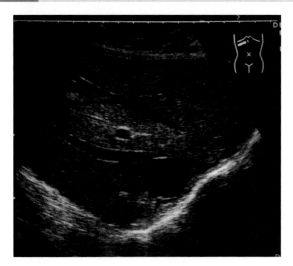

肝后上区（S₇）可见直径33 mm 的囊性肿瘤（↑）

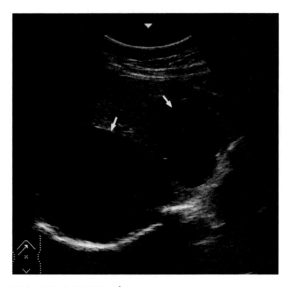

肝内可见2个大囊肿（⇧）

2. 肝脓肿（hepatic abscess）

> **超声表现**
> （1）边缘凹凸不平
> （2）壁增厚
> （3）细密、不清晰的内部回声（由坏死物引起）
> （4）偶尔可见伴有声影的高回声部分（因气体产生）
> （5）后方回声增强
> （6）与周围组织边界不清

应随诊观察回声类型的变化，从发病时期至内部液化坏死可出现从实质性肿瘤像到囊性、混合性肿瘤像的变化。

◆ **临床征象及注意事项**

肝脓肿可由门静脉系统感染、继发于胆管炎、食入污染食物、自然发生、囊肿或血肿感染等多种病因引起。

另一个常见的病因是阿米巴痢疾，在回盲部和升结肠形成溃疡，经门静脉到肝脏形成肝脓肿。

要与肝囊肿、转移性肿瘤、囊腺癌相鉴别。

了解发热和腹痛等临床症状、既往史、居住环境、生活习惯等有助于鉴别。

参考白细胞值、红细胞沉降率、纤维蛋白原值，以及肝胆管系统酶（特别是ALP酶）的升高等对诊断具有特征性。

X线检查呈块状、树枝状、珊瑚状的肿瘤像。

单纯CT检查轮廓呈不清晰的低密度区。造影检查有时可见脓肿周边及分隔高回声。

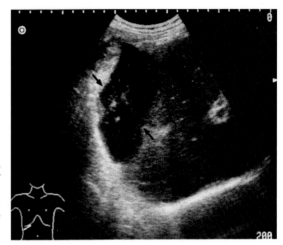

胰腺癌术后的病例，因寻找发热原因而检查。肝S$_6$、S$_7$区域可见有内部回声的囊性肿瘤（↑）

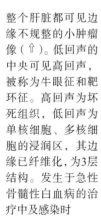

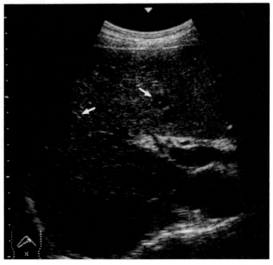

整个肝脏都可见边缘不规整的小肿瘤像（⇧）。低回声的中央可见高回声，被称为牛眼征和靶环征。高回声为坏死组织，低回声为单核细胞、多核细胞的浸润区，其边缘已纤维化，为3层结构。发生于急性骨髓性白血病的治疗中及感染时

3. 肝血管瘤（hepatic hemangioma）

超声表现
（1）边界清晰
（2）边缘部的锯齿状回声
（3）高强度回声
（4）后方回声增强
（5）边缘高回声带
（6）边缘低回声带和不伴有外侧声影

肝血管瘤的声像图分类：

高回声型	比肝实质回声水平明显增高。发生率为70%~80%，应与伴有脂肪变性的肝细胞癌相鉴别
低回声型	与肝实质回声水平相同或稍低，发生率为10%。有边缘高回声带者多见，要与肝细胞癌相鉴别
混合回声型	呈现高回声和低回声混合存在的多种表现。肿瘤较大（约5cm以上）和病程较长时，可见由于玻璃样变、钙化、坏死、血栓、纤维化等变性而发生内部回声改变

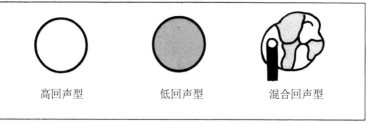

高回声型　　　　低回声型　　　　混合回声型

肝血管瘤分型

◆ 临床征象及注意事项

海绵状血管瘤、毛细血管瘤在病理组织学上表现为聚集的扩张血管的集合体。肝血管瘤中，前者占多数。

由于海绵状血管瘤是海绵状的血管集合体，所以透声性良好，可见后方回声增强。

肝功能正常，无症状。

虽然血管瘤为常见的肝内良性肿瘤（30%～40%），检查时仍应注意是否还存在着其他病灶。

要与肝细胞癌、转移性肝肿瘤、脓肿和肝圆韧带、边缘裂隙等相鉴别（边缘裂隙多见于肝脏右前叶的肝表面，显示的回声相当于横膈膜压迹部，多见于高龄患者）。

根据扫查方向的不同，超声图像也会有改变，有时随着呼吸的深度变化超声图像也会出现改变，这种变化称为"变色龙"征和"蜡染"征。

血管瘤的血小板减少症称作Kasabach-Merritt综合征。

单纯CT检查，呈边缘不规则的类圆形的清晰的LDA。

造影时从周边部向中心部增强。这种增强从团注造影剂后开始，持续时间比肝细胞癌增强时间要长。

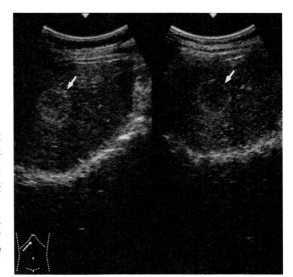

由于过度呼吸等增加了负荷，肝血管瘤（⇧）的回声性有时会有变化（"变色龙"征）。另外，边缘高回声带及后方回声的轻度增强是典型所见

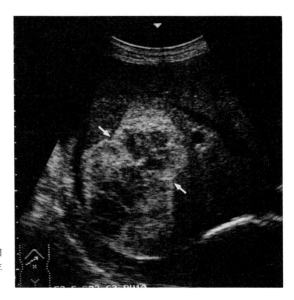

大的血管瘤（⇧）呈现高回声区和低回声区混合存在的肿瘤像

4. 肝结核瘤（hepatic tuberculoma）

超声表现
（1）球状实性肿瘤
（2）前壁回声增强
（3）后壁回声减低
（4）环状回声
（5）声影

◆ **临床征象**

全身粟粒性结核的肝脏病变是在格林森鞘及其附近形成结核结节。其后，成为伴有炎症改变的结核性肉芽组织。

结核瘤内部有相当于干酪样坏死灶的起司样物，其外部覆以结缔组织被膜。

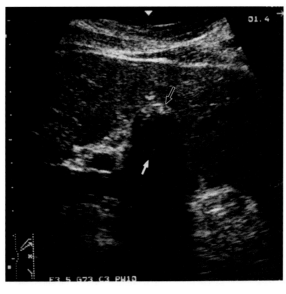

肝结核瘤为球状肿瘤像（↑），其特征为可显示声影及后壁回声（⇧）

5. 肝细胞腺瘤（liver cell adenoma）

超声表现
（1）可见纤维性包膜
（2）内部可见高、低或混合回声等多种表现
（3）单发
（4）通常不发生肝硬化

◆ **临床征象**

该腺瘤非常少见。是性激素依存性高的肿瘤，与口服避孕药有关，也见有停药后消失的病例报道。在日本不多见，在欧美等国由于用药的缘故其发生率有所增加。

有上腹部痛、肝增大等症状。

为癌前病变，在形态学上与肝细胞癌相鉴别非常困难。

与正常肝组织之间有一层薄的包膜相隔，其包膜有完整的，也有不完整的。

有出血的可能性，这也是手术适应证。

只有以正常肝为背景的情况下才会显出肝细胞腺瘤，肝硬化时难以对肝细胞腺瘤作出诊断。但是，也偶见伴发于肝硬化的肝细胞腺瘤，甚至也还见到有该瘤恶化的报道。

血管造影时可见新生血管，即围绕着肿瘤包膜的营养血管向肿瘤中心部位生长。其静脉灶不会显示为明显的球体形，而呈现块状外形。但是，仅靠血管造影表现依然很难与高分化型的肝细胞癌相鉴别。

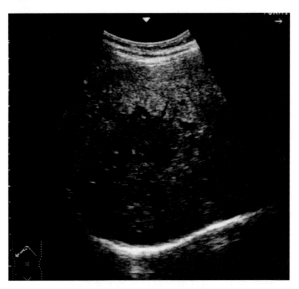

肝内可见边界不清晰的低回声肿瘤像（↑）

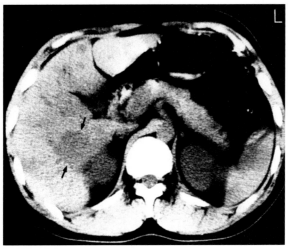

与超声图像（上）同样部位可见低密度区（本图为CT图像）

6. 局限性结节性增生（focal nodular hyperplasia, FNH）

超声表现
（1）在肝边缘和肝表面，沿肝包膜下发生
（2）孤立性（也有多发病例）
（3）内部为高、低或混合回声等多种表现
（4）不出现肝硬化
（5）有包膜回声，也有无包膜回声

◆　临床征象

多无明确的发生原因，多认为是错构瘤。

多见于20～40岁的女性。

有的病例与肝细胞癌难以鉴别。

小儿、孕妇、口服避孕药患者的病灶多巨大。

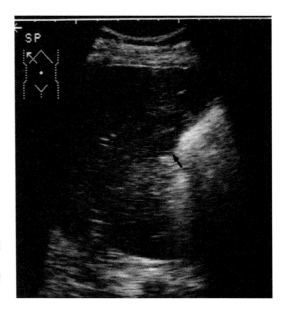

近肝下面可见直径22 mm的低回声和高回声混合存在的肿瘤图像（↑）

7. 腺瘤样增生（adenomatous hyperplasia）

> **超声表现**
> （1）内部为高、低或混合回声等多种表现
> （2）由肝硬化引起的为低回声

◆ **临床征象**

腺瘤样增生是由各种肝损害引起的肝细胞反应性改变引发的增生性病变。

其代表为并发于肝硬化的再生结节。

肉眼观察难以与肝细胞癌相鉴别，有赖于病理组织学检查。

同义词有模块化增生、结节性肝炎、再生结节等。

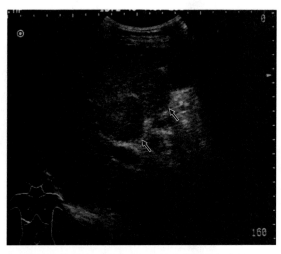

肝下面可见等回声呈"驼峰"征的肿瘤性病变（↑）

8. Von Meyenburg 综合征

> **超声表现**
> 小的囊性肿瘤

◆ **临床征象及注意事项**

来自胆管的微小错构瘤。

要与肝囊肿、卡洛里病（Caroli's disease）相鉴别。

特别微小的Von Meyenburg综合征不呈囊肿样，反而显示为高回声像。

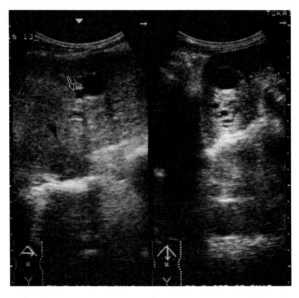

肝囊肿附近可见小囊肿肿瘤（↑）

9. 肝外伤（hepatic trauma）

● 肝破裂（hepatic rupture）

> **超声表现**
> 　　刚受伤后为边界不清晰的高回声和低回声的混合回声像。之后，随时间的推移变为更低的回声以至于见不到回声。

◆ 临床征象

多由交通意外伤和肝活检等引起，根据外伤程度可以观察到顿挫伤、包膜下血肿、肝内血肿、肝破裂。

腹腔内出血引起的不规则无回声区可以成为脏器损伤特有的征象。

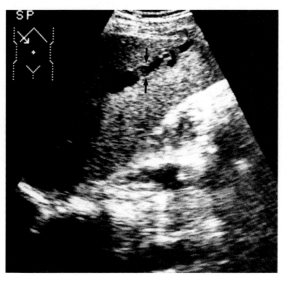

由交通意外伤引起的肝脏裂伤部分（↑）显示为低回声

● 肝内血肿（intrahepatic hematoma）

回声水平随时间变化。

超声表现
（1）刚受伤后：低回声
（2）凝固后：高回声
（3）受伤2d后：低回声

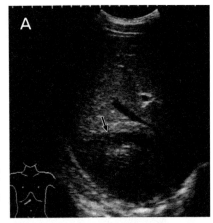

A.肝右后叶可见由交通事故伤引起的血肿（↑）；B.在1个月后血肿的内部回声囊性部分（⇧）增加。此外还可见右肝静脉受血肿压迫（↑）像

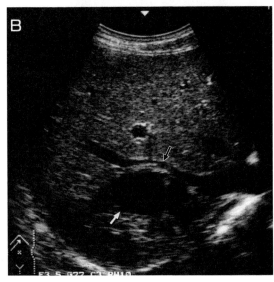

● 胆汁性囊肿（biloma）

> **超声表现**
> （1）囊性肿瘤
> （2）暗淡的内部回声

◆ 临床征象

由手术等引起的胆管损伤，可见形成的胆汁性囊肿。应与肝脓肿相鉴别。

伴有炎症改变时，囊肿内部可见回声。

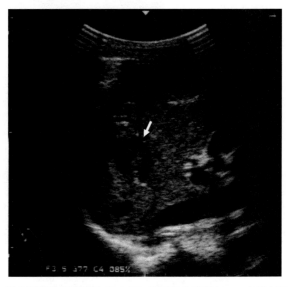

因交通意外伤进行检查。在S₈区可见有直径20 mm内部有回声的囊性肿瘤（⇧）。本例可见到胆道区回声增强

10. 肝内钙化（intrahepatic calcification）

> **超声表现**
> （1）强回声或彗星样回声
> （2）声影

◆ **临床征象及注意事项**

伴发于外伤后及坏死性改变及肝结核等，由它们引起。本症是肝实质内的钙化灶，不出现肝内胆管扩张。

要与胆道积气和出现在肝胆管内的结石症相鉴别。

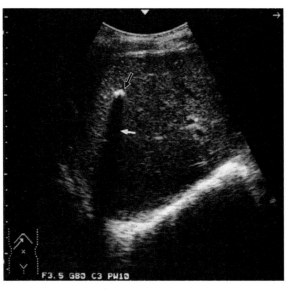

肝内可见伴有声影（⇑）的强回声（↑）

四、恶性肿瘤

肝细胞癌与转移性肿瘤的鉴别如下：

	肝细胞癌	转移性肿瘤
多发性	少见	多见
多发病变的大小	主要肿瘤，子结节	几乎均等
分叶状结构	类圆形	分叶状
外侧声影	多见（由包膜形成），20%	少见
肿瘤内脓肿样表现	多见（40%）	少见
肿瘤内钙化伴后方声影	少见	大肠癌（10%～20%），胃癌，卵巢癌，骨肉瘤
囊肿形成	几乎没有	平滑肌肉瘤，囊腺癌，卵巢癌，乳腺癌，肺癌恶性黑色素瘤
肿瘤栓塞	多见（62%）	几乎没有（7%）
肝硬化，合并肝损害	多见（80%）	几乎没有（1%～2%）
男女比例	男性多见（80%～90%）	无
后方回声增强	多见	多见
边缘低回声晕	有（纤维性包膜60%）	有（边缘部肿瘤细胞）
靶环征	无	有
强回声	脂肪样变	有
低回声	小肝细胞癌	

1. 肝细胞癌（hepatocellular carcinoma，HCC）

> **超声表现**
> （1）瘤内肿瘤样改变
> （2）外侧声影
> （3）后方回声增强
> （4）边缘低回声带
> （5）低回声至高回声肿瘤
> （6）肿瘤栓塞

◆ 肉眼分类

（1）结节型

癌变部分与非癌变部分的边界清楚。

亚型有单结节型、单结节周围增殖型和多结节愈合型。

（2）肿块型

癌变部分与非癌变部分的边界不清楚且不规整。

几乎占据肝左、右叶，整个肝脏显示为大的块状肿瘤。

（3）弥漫型

整个肝脏被大量小癌结节所替代。

用肉眼往往难以与肝硬化相鉴别。

| 1. 结节型 | 2. 肿块型 | 3. 弥漫型 |

◆ **病理学分类**

肝脏原发性肿瘤分类如下。

（1）肝细胞癌

（2）胆管细胞癌（肝内胆管癌）

（3）胆管囊腺癌

（4）肝细胞癌、胆管细胞癌的混合型

（5）未分化癌

（6）肝肉芽肿

（7）其他（肉芽肿和肝脏原发的罕见恶性肿瘤）

◆ **临床征象及注意事项**

肝细胞癌多合并肝硬化和肝炎等肝损害，而转移性肿瘤几乎没有这些损害。因此，有无合并肝损害是原发性和转移性肿瘤的重要鉴别点。

小的肿瘤很少呈现镶嵌状特征，因呈低回声，所以要与转移性肿瘤、血管瘤相鉴别。

伴有高分化型肝癌和脂肪样变的高回声肿瘤，特别要注意与血管瘤相鉴别。

所谓小肝癌是指切除或剖腹探查时见到最大径<2 cm 的单发性肝癌。

观察病变进展时，若每3个月长15 mm 逐渐变大且内部回声有变化的应考虑手术治疗。

肝外生长型的有蒂性肝细胞癌较少见，生长形式除在先天性病变的异位肝、副肝叶、里德尔叶发生之外，自肝硬化突出部分也可生长。

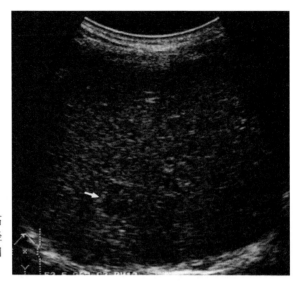

结节型（1）
小肝癌病例，可见边缘有高回声环，直径为13 mm的低回声肿瘤（⇧）

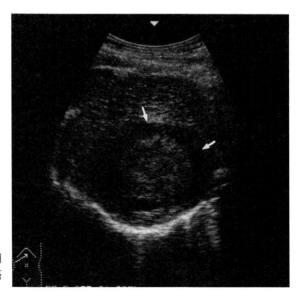

结节型（2）
有清楚包膜回声（⇧）的肝癌

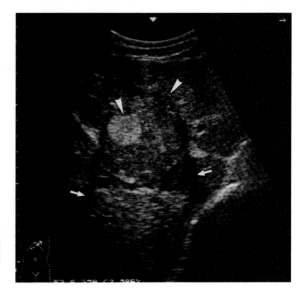

结节型（3）
可见肿瘤内肿瘤样改变（△）及外侧声影（⇧）

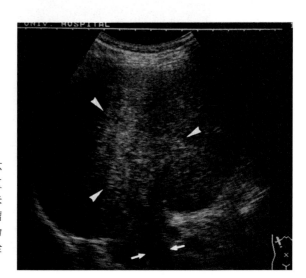

弥漫型
肝右叶显示不规则高回声区（△），但未见明显的肿瘤边界。可认为是门静脉癌栓（⇧）

● 肝动脉栓塞术（TAE）

超声表现（治疗效果判断）
（1）肿瘤内显示有气体
（2）内部回声改变
（3）声影
（4）肿瘤缩小，不明显

◆ 临床征象及注意事项

高龄患者及合并有重度肝硬化等手术切除困难的患者，一般可采用肝动脉内注入癌抑制药及肝动脉栓塞术（transcatheter arterial embolization，TAE）等方法治疗。

TAE就是用明胶海绵碎片填塞肝动脉，目的是使肿瘤因缺血而缩小和减少术中出血。

用超声及CT检查随诊观察，判断治疗效果。

TAE对血管较少的肿瘤和肿瘤包膜的坏死疗效并不理想，这时也可选用经皮无水乙醇注入疗法（percutaneous ethanol injection therapy，PEIT）。

经皮无水乙醇注入疗法是把无水乙醇直接穿刺注入整个瘤体及其周围的一种治疗方法。

超声图像在注入即刻，由于无水乙醇内的气体及空气成为高回声，之后随时间推移呈现基于坏死的改变。

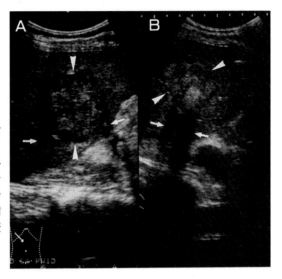

A.为肿瘤栓塞术前的病例，肿瘤（△）为镶嵌型，可见外侧声影（⇧），后方回声增强。B.为肿瘤栓塞术后的病例，肿瘤（△）变小而且已不清楚，但可见声影（⇧）

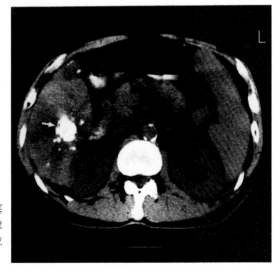

CT 像（肝动脉栓塞术后）与超声图像（上图B）同样部位可见HAD

● 癌栓（tumor thrombus）

超声表现
（1）血管内实质性回声像
（2）血管扩张

◆ 临床征象及注意事项

癌栓是癌在门静脉和肝静脉内发展、增殖引起的，肝内的动脉-门静脉分流（arterio portal shunt，A-P）等与癌栓的形成有关。

癌栓的发生率：门静脉为72.5%，门静脉＋肝静脉为22.5%，肝静脉为5.0%，门静脉最多见。

门静脉癌栓成为肝内转移灶的原因。另外，肝静脉癌栓常成为心功能不全及肺转移的扩散源。

即便显示出癌栓也不能立即诊断肝细胞癌，因为在转移性肿瘤中也有7%合并癌栓。

肝内的癌栓，有时也会被误诊为肿瘤。

发生部位：除门静脉和肝静脉外，也有时出现在下腔静脉到右心房、脾静脉、脐旁静脉内。

癌栓与外科治疗的适应证和预后有密切关系。

癌栓在彩色多普勒检查时可见搏动波，而血栓症却不会出现搏动波。这一点有利于鉴别诊断。另外，血栓的所在血管的管径较细，而癌栓显示压迫性生长，故血管会增粗，这一点可以供诊断参考。

CT检查对癌栓的检出率比超声检查和血管造影的检出率要低，行动态（dynamic）CT检查可提高检出率。

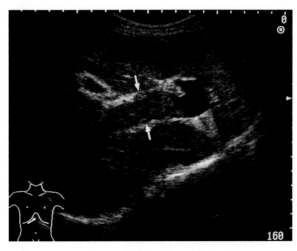

可见完全占据门静脉左支水平部的癌栓图像（⇧）

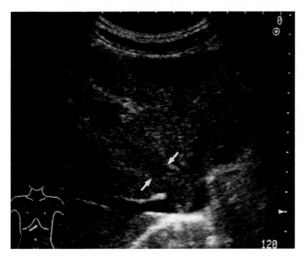

肝中静脉显著扩张，其内达下腔静脉的癌栓（⇧），显示为
实质性回声

● 螺纹和条纹标志（thread and streak sign）

◆ 临床征象及注意事项

血管造影，在造影剂注入后早期出现与门静脉和肝静脉走行一致的束状、线状、竖条纹状物。

意味着门静脉和肝静脉等的内腔肿瘤化。

除这一标志外，血管的闭塞和缺损像，是提示血管浸润的表现。

这一标志，刚开始检查时容易漏诊，如果见有肿瘤动脉的汇聚便不难作出诊断。

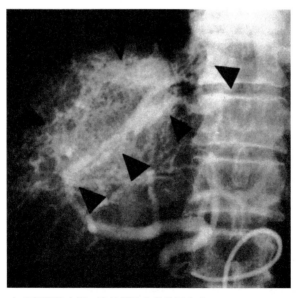

与有肝静脉走行一致的螺纹和条纹标志（thread and streaks sign）（▲）

● 血栓症（thrombosis）

> **超声表现**
> （1）血管内实质性回声像
> （2）与门静脉壁间存在很小的间隙
> （3）随时间推移血栓在减少（消失）
> （4）不存在肝肿瘤

◆ 临床征象

病因可能是在肝硬化等情况下，由动静脉瘘引起的门静脉血流速度减低，造成血流淤滞，从而产生了血栓。此外，与血小板凝聚、纤维素溶解、血液黏稠度也有关系。

由肝硬化引起的门静脉血栓症的发生率为0.5%，60～70 岁女性多见。

发生血栓部位多见于门静脉主干。左支矢状部及右支也可见到。应与癌栓相鉴别。

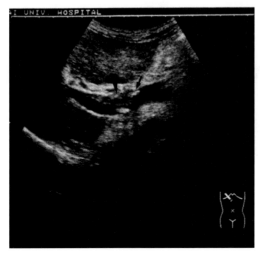

门静脉腹侧可见实质回声像（▲）。部分纤维化处（↑）伴声影

2. 胆管细胞癌（cholangiocarcinoma）

超声表现
（1）类圆形至不规则形肿瘤
（2）边界不清晰
（3）高回声或低回声
（4）胆管扩张
（5）合并肝硬化者少见
（6）不显示包膜回声

◆ **临床征象及注意事项**

出现发热、黄疸等临床症状。

是自肝内胆管发生的上皮性恶性肿瘤。

在既往史中少见合并慢性肝炎及肝硬化患者。

肝细胞癌按肉眼分类可分为结节型、块状型、弥漫型。细分还有胆管周围增殖型、合并肝内结石型。

在声像图上一旦见有肿瘤，则有浸润性生长趋势。

（1）肿瘤形成型

回声低、较均匀的肿瘤。

（2）浸润型

有时间接可见末梢的肝内胆管扩张，但无法直接见到。

也有时呈现非常大的肿瘤像，而内部回声多比较均匀。容易发生在肝门部，要与肝细胞癌、转移性肿瘤相鉴别。

要注意，有时即使胆管阻塞也不一定形成肿瘤像。

若难以确定肿瘤在肝内还是肝外时，应视为肝门部胆管癌。

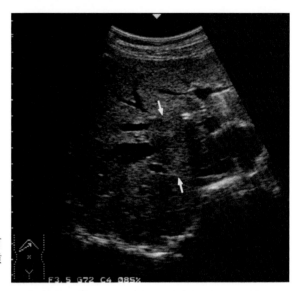

肿瘤形成型
肝门部显示伴有
胆管扩张的实质
性肿瘤像（⇧）

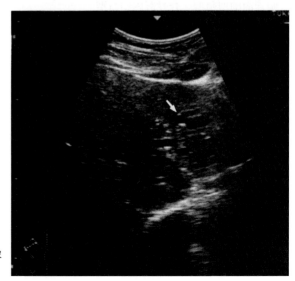

浸润型
胆管扩张（⇧）
明显而肿瘤像
不明显

3. 转移性肝肿瘤（metastatic liver tumor）

> **超声表现**
> （1）肿瘤中心部坏死
> （2）"牛眼"征（"bull's eye" pattern），靶环征（target sign）
> （3）群集征（cluster sign）
> （4）大小几乎均等的多发性肿瘤
> （5）肿瘤内部的钙化像
> （6）使用癌抑制药时也可形成囊肿

◆ **临床征象及注意事项**

转移性肝肿瘤中多为来自消化器官的血行转移。

肿瘤急剧增大，中心部因血供不足引起营养障碍而溶解坏死，引起出血，显示为液化状。

黏液性平滑肌肉瘤、卵巢癌、乳腺癌、肺癌、恶性黑色素瘤及在使用癌抑制药的化疗过程中，有时可显示无回声带。

要与肝细胞癌、血管瘤相鉴别。

癌胚抗原（carcinoembryonic antigen，CEA）在7 ng/ml以下为正常值。但是，胃癌、甲状腺癌、睾丸癌、胰腺癌等也是产生甲胎蛋白（AFP）的肿瘤，所以不能仅靠CEA及AFP的测值来判断转移性肿瘤和肝细胞癌，这一点应特别注意。

一般由肝肿瘤的回声模式来判断原发灶有一定的难度，而以下特征有助于判断。

① 来源于胰腺癌者为边缘低回声带增厚的"牛眼"征。

② 来源于乳腺癌者为边缘没有低回声带的低回声肿瘤。

③ 结肠癌、胃癌、卵巢癌等伴有钙沉着者可见声影（伴有高强度回声）。

与肝细胞癌相比，存在比较小的多发性肿瘤时更应怀疑转移性肝肿瘤。

肿瘤变大后可出现肿瘤之间的融合及聚集像，肿瘤边缘出现称为群集征的分叶状。

转移性肝肿瘤也有时伴有边缘低回声带。可出现"牛眼"征，靶环征，这个边缘低回声带的宽度比肝细胞癌更宽。这一低回声带在转移性肝肿瘤中相当于癌细胞层，而在肝细胞癌则相当于纤维性结缔组织的包膜，两者有所不同。

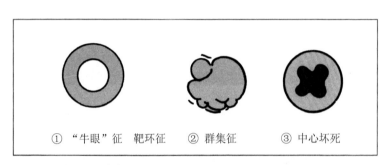

① "牛眼"征 靶环征　② 群集征　③ 中心坏死

转移性肝肿瘤的超声表现

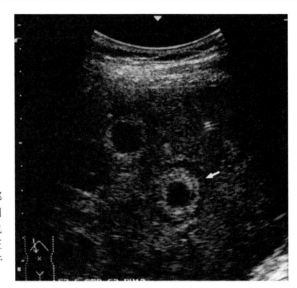

可见肿瘤中心部坏死及边缘低回声带。另外，也可见"牛眼"征（⇧）（来源于胰腺癌）

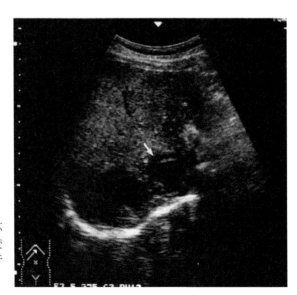

因肿瘤中心部坏死而发生囊性变（⇧）（来源于肺癌）

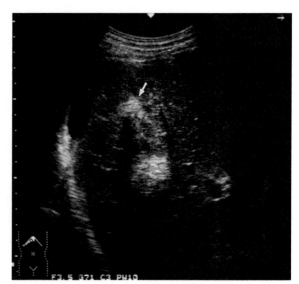

肿瘤内部可见
伴有声影的钙
化像（⇧），
为大肠癌转移
的典型声像图

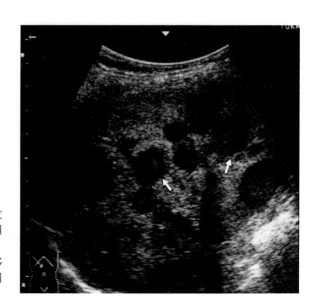

肝内可见多发
的类圆形低回
声肿瘤（⇧）。
为乳腺癌转移
的典型声像图

4. 其他疾病

● 白血病，恶性淋巴瘤

由于为弥漫型增殖，在超声检查时只表现为肝大，作为病变多难以抓住特征性表现。但是，有时偶尔可见肿瘤形成性细胞浸润，多呈边界不明显的低回声。

● 肉瘤

有平滑肌肉瘤、纤维肉瘤、脂肪肉瘤等。

● 恶性血管内皮瘤

● 囊腺癌

特征：① 囊性肿瘤；② 轮廓不规整；③ 囊肿壁不规则增厚、隆起。

非常罕见，要与肝囊肿、肝脓肿相鉴别。

● 肝母细胞瘤

高分化型（胎儿型）、低分化型（胎芽型）、未成熟型（未分化型）。

多见于小儿。

● 炎性假瘤

为少见肿瘤，与恶性肿瘤难以鉴别。

● 血管平滑肌脂肪瘤

为极高回声的肿瘤，多发生于肾脏，肝脏极少见。

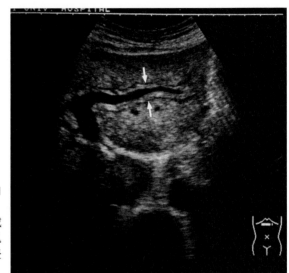

慢性髓细胞性白血病
沿门静脉区域的格林森鞘可见白血病细胞的浸润（⇧）

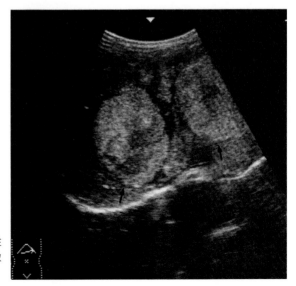

肝母细胞瘤
全肝可见多发性高回声的肿瘤像（↑）

第2章

脾脏

2 Chapter

脾脏的检查项目

◆ 位置

脾脏的长轴位于第9～10肋骨的高度，可见随呼吸移动。可在仰卧位时显示脾脏，有时在右侧卧位也能很好地显示。脾脏位置异常有脾下垂、游走脾。

◆ 形状

脾脏呈咖啡豆状，拳头大小。脾门部有凹陷，是动静脉和神经出入的部位。血管常有侧支循环。形状异常见于分叶异常和副脾。

◆ 内部回声

内部回声均匀。但是，钙化的脾动脉管腔结构常会与钙化病灶相混淆。在血液病等，脾脏的回声水平也可发生变化。

◆ 数量

（1）多脾

部分内脏逆转位，可以观察到对称的脾脏。

多脾症时常伴有胆囊缺如或胆囊位居正中。

（2）无脾

无脾症几乎都合并大血管转位、肺动脉狭窄等严重心脏畸形及内脏逆转位等全身畸形，这时应注意观察其他脏器有无异常。

◆ 大小

最大切面上，若脾长径在10 cm以上、短径5 cm以上可诊断为脾大。或者，根据脾脏指数（spleen index）来判断。

脾脏与肝脏有密切的关系，所以在确认脾大时，要检查肝脏是否有相关的病变。

脾脏的体积（V）可由$V=（S-10）\times 7.5$求得。

（切面面积：$S=a\times b\times 0.9$）

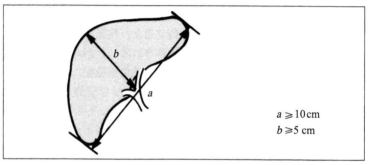

$a \geqslant 10 \text{cm}$
$b \geqslant 5 \text{cm}$

最简便的测量方法

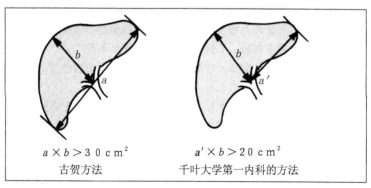

$a \times b > 3 0 \text{c m}^2$
古贺方法

$a' \times b > 2 0 \text{c m}^2$
千叶大学第一内科的方法

根据脾脏指数判断脾增大

1. 脾大（splenomegaly）

> **超声表现**
> （1）脾大
> （2）脾门部脾静脉扩张、蛇形走行

◆ 临床征象及注意事项

由于流向肝脏的门静脉血流淤滞致使脾脏淤血，为继发性脾大。另外，脾组织增生、脾外组织的异位性增殖等也成为诱因。

作为伴随表现，有时可见脾功能亢进症及压迫症状。

在肝硬化、门静脉压增高进展时，往往可以观察到脾肾分流及向后腹膜的分流等侧支循环。

引起脾大的疾病除肝硬化以外，还有感染、恶性淋巴瘤、白血病、肝炎、淀粉样变性、班替（Banti）综合征等。

脾摘除术的适应证：泛血细胞减少症、先天性溶血性贫血、班替（Banti）综合征脾损伤、脾破裂、脾肿瘤等。

肝左叶肿大，有时可到达脾脏前方，不要把肝左叶误认为是脾脏。

发现脾大时除要考虑到血液、造血器官的异常之外，还应检查肝脏有无其他病变。

脾大严重时，也能从左锁骨中线或左肋弓下扫查显示。

若在一幅图像上难以显示出整个严重增大的脾脏时，可以以脾静脉为标志，把若干幅图像合并后再进行测量。

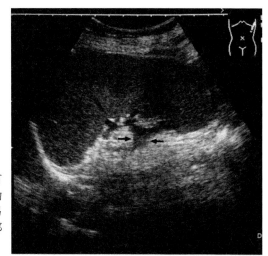

肝硬化病例，可见增大的脾脏约127 mm×54 mm。另外，还可见到脾门部脾静脉扩张（↑）

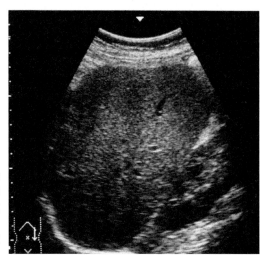

从左锁骨中线显示的由肝硬化引起的脾增大（148 mm×71 mm）。脾重度增大时，从该部位可以显示

2. 副脾（accessory spleen）

> **超声表现**
> （1）形状圆形或类圆形
> （2）与脾脏回声水平相同
> （3）边缘平滑

◆ **临床征象及注意事项**

脾脏形态异常为10%~30%。

存在部位：多发生在脾周围韧带内的脾门部及下极。偶见于肠系膜及腹膜后、大动脉周围。

数量：常是1个，也有数个的。胚胎期的脾原基范围较大，其中的一部分若脱离原基即可发育为副脾。

年龄：可见于从小儿到成年人的各年龄层。

大小：多为8~9 mm，脾增大时副脾也会发生相应改变，可显示出更大的副脾。

须与下列病变相鉴别：脾摘除术后的肾上腺肿瘤、胰尾部肿瘤、脾门部的淋巴结转移等。副脾的回声水平与脾脏相同，与之相比，淋巴结多为低回声、多发。另外，副脾的形态呈圆形或类圆形。

脾摘除后，会因副脾代偿性增大造成术后效果不佳，所以手术时应查明有无副脾。特别是肝硬化、脾功能亢进症、溶血性贫血等时，原来不能显示的极小的副脾也会因功能亢进而增大。

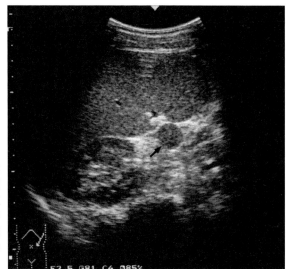

慢性髓细胞性白血病病例。脾门部稍下方可见直径17 mm的类圆形副脾（↑）。本例还可见脾增大为149 mm×65 mm

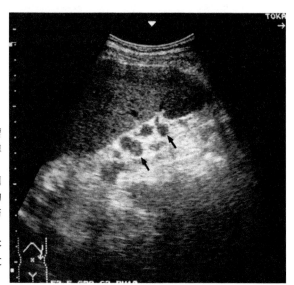

非霍奇金淋巴瘤病例。可见脾增大为143mm×76mm及自脾门部至下方多发的小肿瘤像。要与副脾相鉴别，根据原发病和多发性诊断为肿大的淋巴结（↑）

3. 脾囊肿（splenic cyst）

超声表现
（1）内部无回声
（2）边界明确、平滑
（3）后方回声增强
（4）圆形或卵圆形

◆ **临床征象及注意事项**

有寄生虫性囊肿、先天性囊肿、肿瘤性囊肿等。

单发或多发性，有时有分隔及分隔钙化。

要与脓肿及血肿、胰尾部的假性囊肿相鉴别。

多囊症（polycystic disease ）时，除肾脏和肝脏外，脾内也可见囊肿发生。

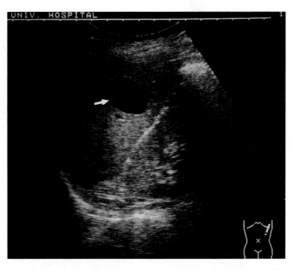

可见伴有后方回声增强的23 mm × 22 mm大小的囊性肿瘤（⇧）

4. 脾血管瘤（splenic hemangioma）

> **超声表现**
> （1）一般高回声
> （2）边界明确

脾血管瘤与肝血管瘤超声图像表现相同，即显示为界线明确、内部回声均匀的高回声肿瘤像。

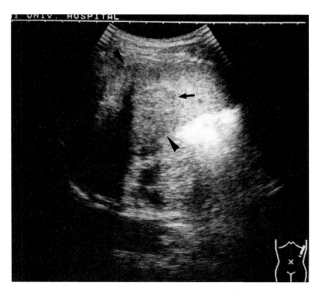

脾上极至中央部可见有75 mm×50 mm大小的实质性肿瘤（▲）。其特征是与肝血管瘤相同的边缘高回声带（↑）。还可见因肿瘤增大变性出现的声影

5. 脾梗死（splenic infarction）

超声表现
（1）低回声区
（2）容易产生于边缘部
（3）楔状低回声带
（4）点状高回声斑点

◆ 临床征象

见于慢性骨髓性白血病、脾动脉栓塞术后等。

有时伴有脾大，合并脾脓肿。

由脾动脉闭塞引起的梗死多见于末梢侧。

肝肿瘤栓塞术后，有时栓塞剂经血行流入脾内也会造成梗死。

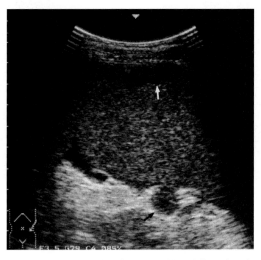

为慢性骨髓性白血病病例。副脾样肿瘤像是多发淋巴结（↑）中的1个。脾表面部分的低回声区（⇧）是由梗死引起的，脾增大为180 mm×67 mm

6. 加姆纳（Gamna–Gandy）结节

超声表现
（1）散在点状高回声像
（2）多数不出现声影
（3）伴有脾大

◆ **临床征象**

加姆纳结节是在肝硬化等门静脉高压症引起脾脏淤血时，脾内少量出血致含铁血黄素沉着发生的。

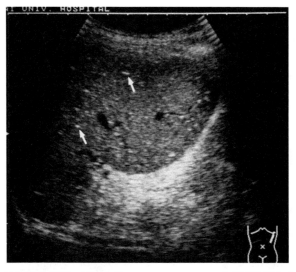

为肝硬化病例，脾增大为117 mm×65 mm，内部可见散在点状高回声斑（⇧）

7. 脾内钙化（splenic calcification）

> **超声表现**
> （1）伴有声影
> （2）点状强回声像
> （3）多发性

◆ **临床征象及注意事项**

脾内钙化多见于结核病灶及组织胞浆菌病等。

脾内动脉及静脉壁回声呈钙化样改变时可显示强回声的管腔结构，此为鉴别要点。

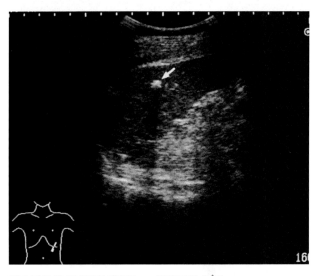

脾内可见伴有声影的直径7 mm的强回声（⇧）

8. 脾外伤（splenic injury）

超声表现
（1）断裂像
（2）实质内血肿（从无回声区到高回声的变化）
（3）包膜下血肿
（4）挫伤（内部回声不均匀，或稍高回声区）
（5）腹腔内出血

◆ **临床征象及注意事项**

脾脏仅次于肝脏，是外伤多发的脏器。

血肿可见暗淡的内部回声，要与脓肿相鉴别，鉴别时应参考临床症状。

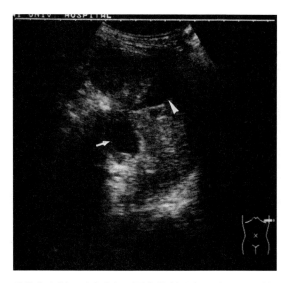

脾外伤病例，近中央部可见楔状低回声区（△）。脾门部还可见潴留液（⇧）

9. 恶性淋巴瘤（malignant lymphoma）

超声表现
（1）脾增大
（2）靶征（target sign）
（3）内部回声均匀
（4）低回声、多发性肿瘤
（5）边界欠清晰

　　原发性恶性淋巴瘤呈实质性、表现多样，继发性者显示为低回声或无回声肿瘤。

◆ **临床征象**

　　在脾脏恶性肿瘤中最多见，有形成肿瘤的粟粒状肿瘤及未形成肿瘤的弥漫性肿瘤。

　　本症分为霍奇金病与非霍奇金淋巴瘤。

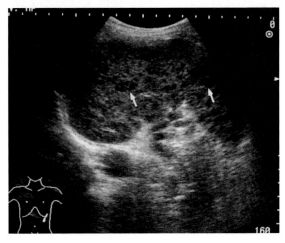

恶性淋巴瘤病例。可见脾增大为142 mm × 70 mm及内部多发低回声肿瘤（⇧）

10. 转移性脾肿瘤（metastatic splenic tumor）

> **超声表现**
> （1）多为低回声肿瘤像（有时为高回声）
> （2）圆形肿瘤像
> （3）内部回声不均匀

◆ 临床征象

转移性脾肿瘤见于恶性黑色素瘤、绒毛癌、卵巢癌等的转移，一般非常罕见。

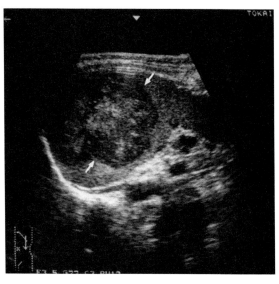

乳房原发肉瘤的脾转移病例。上极可见直径8 cm的内部回声不均匀的实质性肿瘤（⇧）。由于使用了耦合剂，脾表面也能清晰显示

第3章

胆囊

3 Chapter

胆囊的检查项目

◆ 位置

正常	位于肝右叶下面的胆囊窝
异常	内脏反位，缺损症，肝内胆囊，游走胆囊，胆囊下垂，左侧异位，摘除术后

◆ 形态

正常	椭圆形，梨状，长茄子状
异常	屈曲，皱襞，底部局限性屈曲（倒圆锥形帽形胆囊），沙漏形，憩室，重复，二分状，三重状

◆ 大小

肿大	急性胆囊炎，胆囊水肿，下段胆管梗阻，长期禁食，川崎病，恶病质（dyskinesia）
萎缩	慢性胆囊炎，急性肝炎，肝硬化，进食后
无张力	上段胆管梗阻，急性、慢性肝炎

◆ 胆囊的正常值（mm）

性别	长径	短径
男	62.5 ± 9.2	24.1 ± 4.4
女	60.0 ± 8.7	22.9 ± 5.0

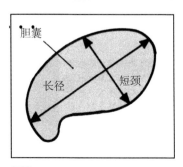

胆囊

◆ **壁增厚**

正常	2 mm 以下（3 mm 以上为增厚）
局限性	胆囊腺肌病，胆囊癌
整体性	胆囊腺肌病，急性肝炎，胆囊炎，肝硬化，酒精性肝损害，胆囊癌，进食后，腹水

◆ **内腔**

可移动	胆泥，胆结石
占位性	息肉，腺瘤，胆囊癌

◆ **胆囊周围异常**

腹水，胆囊周围脓肿，胆囊癌浸润肝脏。

1. 胆泥（biliary sludge，debris）

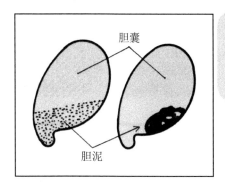

胆囊

胆泥

超声图像
（1）不定形的内部低回声
（2）无声影
（3）随体位改变可移动

胆泥

◆ **临床征象及注意事项**

一般认为胆泥、胆砂是由胆红素钙质的微小色素颗粒或胆固醇结晶所形成的。

常见于肝外胆管梗阻、急性及慢性胆囊炎、长期禁食、术后的胆汁淤积等病变。

胆泥数月后多发展成结石，故认为它是胆结石的前期表现。

应注意胆泥多发生在胃切除术后的患者。

为避免将胆泥误认为是由消化道气体引起的声尾或腹壁多重反射，可通过呼吸性移动或变换体位来确认。

若胆泥内存在结石，往往难以辨认结石回声及其声影。

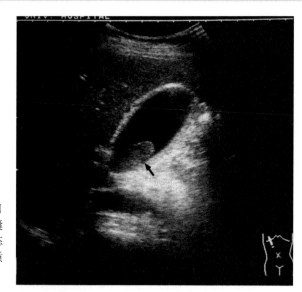

胃癌术后1个月的病例。胆囊颈部可见形态不固定的实质性回声像（↑）

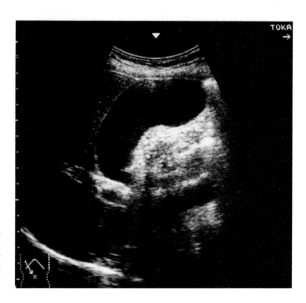

胃癌术后1周的病例。可见胆囊内充满点状低回声

2. 胆石症（cholecystolithiasis）

> **超声表现**
> （1）强回声
> （2）声影
> （3）可移动的强回声

胆石症（又称胆结石），可根据数量和大小、切面结构及其超声图像进行分型。土屋的分型方法被广泛应用于判断是否为碎石法和溶解法的适应证（表1、表2）。

◆ **临床征象**

胆石症的发病率无论男女都随年龄增长而增加。

症状有右季肋部痛、心窝部痛、发热、黄疸等并伴恶性呕吐，但也有无症状胆石症。

胆红素结石的发生机制是由于胆道感染和胆红素钙质盐的析出，与胆汁内的有机物混合后凝固、浓缩而形成结石。

胆固醇性结石的形成过程：过饱和胆汁的生成，出现胆固醇的析出及核的形成后，才逐渐形成胆结石。

胆结石的种类分为胆固醇结石（纯胆固醇结石、混合结石）、色素性结石（胆红素钙质结石、黑色结石）。

胆红素钙质结石与胆固醇结石不同，前者多来自胆囊内，存在于肝内和肝外胆管中。

日本胆石症的发病率中，胆固醇结石较多，约占65%，胆红素结石约占35%。

服用熊去氧胆酸（ulsodesoxy cholic acid，UDCA）、鹅去氧胆酸（chenodesoxy cholic acid，CDCA）等胆石溶解药物并无显著的效果。胆石溶解药物的适应证主要是胆固醇结石和混合成分结石，对其他结石无效。

对于胆固醇结石患者要注意常说的 "4F"，即多次生育、肥胖、40 岁、女性情况。

◆ **注意事项**

扫查时要让患者采取半坐位、左侧卧位等体位变换来确认结石的可移动性。胆汁黏稠时只做简单的体位变换往往不能确认结石的可移动性。另外，嵌顿结石也看不到随体位变换的移动。

2 mm 以下的小结石往往没有声影，要与息肉相鉴别。

充满型胆囊结石有时难以显示胆囊内腔，这时要与胆囊癌相鉴别。

因巨大结石而不显示内腔的胆囊呈贝壳状回声像称为贝壳征（shell sign）。

在腹部X线摄片出现X线不能透过性的阴影，其发生率约为20 ％。

钙乳胆汁（milk of calcium bile ）可见胆囊的一部分或全部为X线不能透过性阴影。碳酸钙为主要成分的结石，声像图可表现为堆积在胆囊内的强回声像，但其声影较弱。

应特别注意胆囊造影（OCG 等）而胆囊不显影时，超声检查多可在胆囊颈部发现有结石嵌顿，这时应认真扫查。

结石的构造

胆固醇结石	剖面呈放射状
胆红素结石	微细层状结构
混合结石	放射状结构和层状结构混合存在
混合成分结石	外层为层状、内层为放射状结构
黑色结石	无结构（金平糖状、球状）

表1　大胆结石的分类（10 mm以上）

分型	示意图	特征	结石的种类
1 型	1 型的特征	高回声为胆石表面，向深部渐渐衰减，形成声影	
	1a	高回声至胆石的后方或50%以上	纯胆固醇结石
	1b	高回声占50%	混合成分结石
	1c	高回声呈新月状，为1b与1c的中间类型	混合成分结石、混合型结石
2 型	2型的特征	高回声的宽度窄，声影 明显	
	2a	高回声的宽度窄，声影明显	混合成分结石
	2b	2a的中心部可见有高回声	混合型结石
3 型	3 型的特征	可显示整个胆石	
	3a	内部回声与肝实质相当或稍高，声影较弱	胆红素钙结石
	3b	内部回声均匀且高，声影较弱	黑色结石
	3c	高回声出现在近区和中心部，声影明显	胆红素钙结石

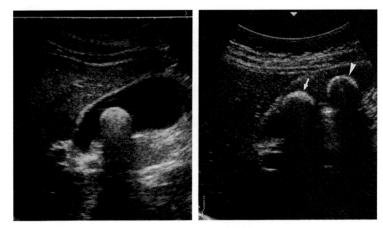

1a型

1c型（⇧）和2a型（△）

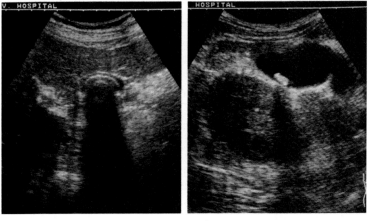

2b型

3b型

大胆结石的分类

表2　小胆结石的分类（10 mm以下）

（改进的土屋分类）

分型	示意图		特征	结石的种类
堆积型	堆积型的特征		高回声堆积，可见胆囊内腔	
	a		高回声类似充满型	混合型结石
	b		高回声从上层移至下层型不能显示胆结石的最下层，胆囊后壁不清晰	混合型结石
	c		与b相同，但胆囊后壁和胆结石最下层可显示清楚	黑色结石
游离型			回声强度高、声影弱，不能显示出 5 mm以下的结石，数量少近胆囊后壁，可以识别单个结石	黑色结石
浮动型			高回声伴声影 在胆囊腔内浮动	混合型结石
块状型			高回声与肝实质相同 类似胆泥 声影弱，几乎不显示	胆红素钙结石
充满型			胆囊内充满结石时其内腔已无法显示，仅能显示胆结石的上层部分，声影明显	混合型结石

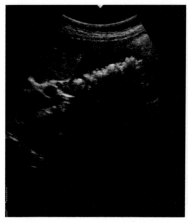

堆积型b

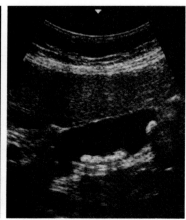

堆积型c

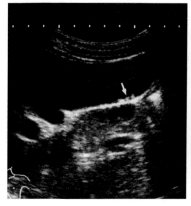

游离型（⇧）

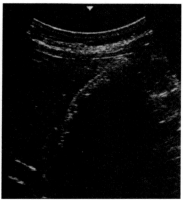

充满型

小胆结石的分类

3. 胆囊炎（cholecystitis）

● 急性胆囊炎（acute cholecystitis）

> **超声表现**
> （1）胆囊增大（超过8 cm×3 cm）
> （2）壁增厚（超过3 mm）
> （3）双壁征（sonolucent layer）※
> （4）胆泥潴留
> （5）颈部嵌顿结石像
> （6）胆囊周围可见液体潴留

※显示胆囊黏膜和浆膜回声，其间的透声带显示为低回声，所以胆囊壁可见3层结构。这一所见也被称为双壁征。

◆ **临床征象及注意事项**

急性胆囊炎多发生在胆囊颈部因结石嵌顿及胆囊管梗阻合并细菌感染时。

急性胆囊炎时90％以上都合并有胆结石，随着炎症的进展，可见胆囊壁内的脓汁潴留及胆囊周围脓肿。

症状有明显的右季肋部痛、胆囊部位压痛及向右肩、右上肢放射性疼痛。

急性胆囊炎急剧进展时，有时可发生胆囊壁穿孔引起坏疽性胆囊炎。其特征是胆囊壁不规则，相当于黏膜坏死的胆囊内部的高亮度线状回声。

约50％的胆囊炎不显示囊壁增厚，所以即便不出现囊壁增厚也不能否认胆囊炎的存在。

在诊断急性胆囊炎时要注意，术后患者有时可见由胆汁淤积引起的内部回声。

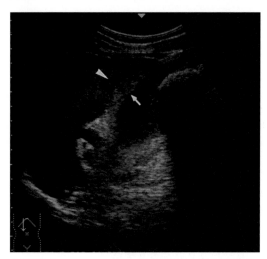

胆囊增至112 mm×40 mm，腔内可见结石及胆泥潴留。
囊壁增厚至1 cm（⇧），且胆囊周围形成脓肿（△）

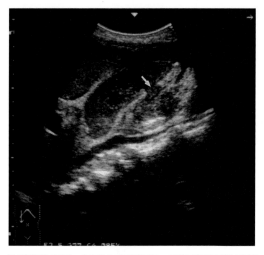

为肝硬化病例。胆囊内充满胆泥。可见胆囊壁的局部
穿孔（⇧）。并显示胆囊内容物与腹腔内相通

●**慢性胆囊炎（chronic cholecystitis）**

> **超声表现**
> （1）胆囊萎缩
> （2）胆囊壁整体性增厚
> （3）壁回声增高
> （4）收缩功能减低
> （5）无透声层（sonolucent layer）
> （6）胆石或胆泥

◆ **临床征象**

继发于急性胆囊炎，多来自最初有急性胆囊炎后转为慢性，约90％以上的病因是结石。

胆结石患者可见壁增厚，其原因是机械性刺激和炎症引起的结缔组织增生。

慢性胆囊炎严重时胆囊壁会广泛钙化，这种情况称为陶器样胆囊。

慢性胆囊炎时常难以与胆囊癌相鉴别。

● **其他**

罕见的胆囊炎有坏疽性胆囊炎（emphysematous cholecystitis）和黄色肉芽肿胆囊炎（porecelain gallbladder）。

坏疽性胆囊炎是由产气菌引起的，为极少见疾病，有时可引起胆囊穿孔。其声像图特征：胆囊壁增厚，胆囊腔显示不清，类似于腔内浮动着细微强回声的气体。

黄色肉芽肿胆囊炎要与胆囊癌相鉴别。

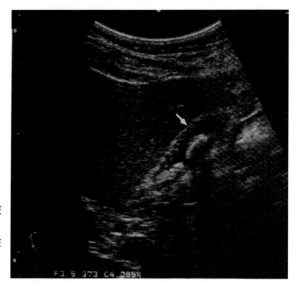

慢性胆囊炎
胆囊萎缩，内腔
可见数个结石。
还可见壁整体性
增厚（⇧）

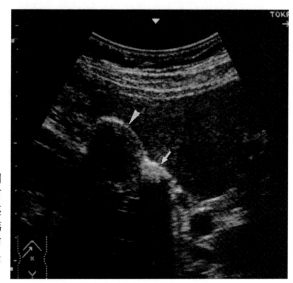

陶器样胆囊
胆囊体部变细，
颈部可见伴有明
显声影的结石
（⇧）。底部还
可见来自壁钙
化（△）的弱声
影。始终未显示
胆囊内腔

4. 胆囊腺肌病（adenomyomatosis）

> **超声表现**
> （1）壁增厚
> （2）彗星样回声（comet-like echo）
> （3）无声影
> （4）壁内小囊肿（RAS）

胆囊腺肌病好发于胆囊底部，呈局限性隆起状。

胆囊腺肌病根据病变的分布可分为3型。

（1）分节型，轮状型

在胆囊腺肌病中最多见的是整体性囊壁增厚。三角形隆起的囊壁图像上显示出胆囊壁两侧相对称。

（2）局限型

部分壁增厚，向内腔隆起。本病要与胆囊癌相鉴别。

（3）弥漫型

黏膜上皮显著广泛性增殖，可显示壁增厚，见有憩室陷入肌层。把这一部位称作阿氏窦，可显示为小囊肿。在胆囊的黏膜与内腔的分界处阿氏窦内有小结石时，可见强回声和细线状流星样回声。这称作彗星样回声，相当于壁内结石。

胆囊造影XP检查中，由于造影剂进入壁内小囊肿，故可见与胆囊壁一致的多数小圆形区。

胆囊腺肌病要与慢性胆囊炎相鉴别。

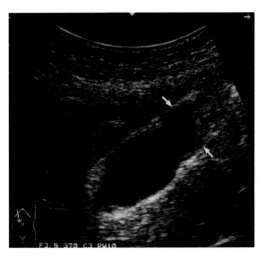

分节型病例
可见胆囊底部的壁整体性增厚（⇧）

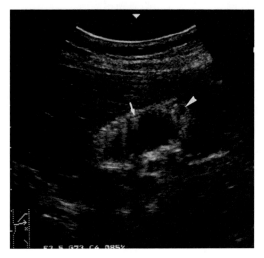

弥漫型病例
胆囊壁内可见RAS（△）及多个彗星样回声（⇧）

5. 胆囊内息肉样病变（polyoid lesion of gallbladder）

> **超声表现**
> （1）隆起性肿瘤像
> （2）不伴有声影
> （3）不随体位变换而移动
> （4）回声水平比胆结石低

◆ **临床征象及注意事项**

　　胆囊息肉多见于30～40岁的人群，随年龄增长其发病情况会逐渐减少。

　　胆囊内息肉样病变几乎都是胆固醇息肉，大小一般不超过1 cm，常为多发性。

　　形状为有蒂的桑椹状或乳头状。

　　要与胆囊息肉相鉴别的有腺瘤、乳头状瘤、脂肪瘤、胆囊增生症、胆囊胆固醇症、癌等。

　　小于1 cm者应定期检查，大于1 cm为手术指征。

　　超过1 cm的胆囊内息肉样病变，强烈提示胆囊癌，所以要注意观察胆囊浆膜面、周围淋巴结及邻近脏器等。特别是有蒂性或是宽广基底应作为观察的要点。

　　腺瘤比胆固醇息肉回声水平低，而且稍大，有蒂者少见。

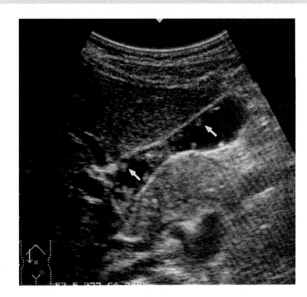

胆固醇息肉
胆囊腔内可见
无声影的多个
肿瘤性病变
(⇧)

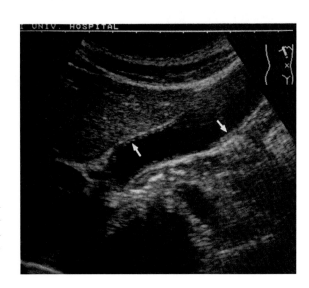

胆囊胆固醇症
沿胆囊腔内连
续观察可见多
个微细、均一
的小隆起性肿
瘤(⇧)

6. 胆囊癌（gallbladder carcinoma）

> **超声表现**
> （1）胆囊壁的一部分或整体增厚
> （2）胆囊腔内黏膜缺如
> （3）增厚部分回声减低
> （4）向肝门部浸润
> （5）胆管狭窄

胆囊癌的基本分类如下。

（1）局限型（肿瘤形成型）

局限型胆囊癌为肿瘤状、乳头状，向胆囊腔内隆起的类型，肿瘤基底宽广，内部回声不均匀，边缘不规则，无声影，可见胆泥。

超过1 cm的隆起性病变，多为胆囊癌，但也要与胆囊息肉及腺瘤相鉴别。

（2）浸润型（壁肥厚型）

浸润型为不向胆囊腔内隆起，仅在壁内浸润性生长的类型。胆囊壁不均匀增厚，增厚的壁回声内侧不规整，腔内伴有胆泥。

若胆囊壁层结构完好，且无明显的水肿或炎症改变时应考虑为癌。

（3）混合型

混合型为局限型与浸润型的混合类型，胆囊腔几乎消失，呈现复杂的肿瘤像。

◆ **临床征象**

多见于50～60岁女性。

胆囊癌中约80%为腺癌，容易向胆总管、肝门部淋巴结及肝脏浸润，进展也快。

60%～70%合并胆结石，超声检查的正确诊断率约为80%。

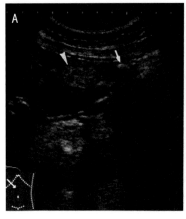

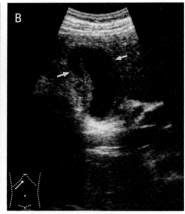

胆囊癌的分类

A.局限型病例，胆囊体部可见 30 mm×15 mm大的肿瘤像（△），底部还可见胆结石（⇧）；B.浸润型病例，显示胆囊壁显著增厚（⇧）；C.混合型病例，胆囊腔及浆膜面几乎未显示，代之为肿瘤回声（⇧），并可见其直接浸润肝脏

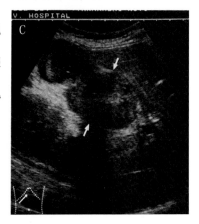

第4章

胆管

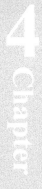

胆管的检查项目

◆ **肝内胆管**

通常，肝内胆管走行于门静脉的腹侧，在门静脉左支水平部及矢状部、门静脉右支处出现一级分支，其内径为2～3 mm，其后极少能显示出末梢侧。对于梗阻性黄疸等病变，特别要注意末梢胆管的扩张。

肝内胆管在解剖学上通常走行于门静脉的前方。但是，在肝左外叶其走行相反，横切面扫查时，表现像前半个书名号"《"形状，其内侧为胆管、外侧为门静脉的走行。另外，右前上区胆管分支也走行于门静脉背侧。

◆ **肝外胆管**

超声检查中显示肝外胆管与胆总管方法相同。

因胃切除而摘除胆囊术后可见胆总管代偿性扩张。

胃的Billroth 2型吻合术后，由于吻合口周围组织瘢痕化等原因，有时会出现食物和胆汁淤滞，甚至直接反流进入胆道。这种现象在Billroth 1型吻合术后相对要少些。另外，随年龄增长胆总管虽然也有扩张的倾向，但无论如何肝内胆管都不应扩张。

根据胆管癌处理原则，肝外胆管是从末梢侧到左右胆管，进而从其汇合部至胰腺上缘部分，分为2等份，分别为上段及中段胆总管，从胰腺上缘至贯穿十二指肠壁的部分为下段胆总管。

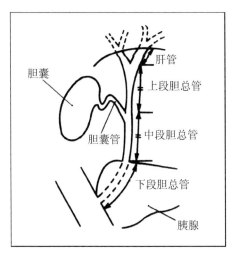

胆管的名称（按胆管癌处理原则）

肝外胆管径（内径）

> 7 mm以下为正常范围
> 8 mm以上为扩张

◆ 胆管病变

表 现	病 变
肝内胆管扩张	胆管细胞癌、肝门部癌，胆管结石，梗阻性黄疸综合征
肝外胆管扩张	胆总管结石，胃切除后
肝内外胆管扩张	胰头癌，乳头部癌，胆总管结石
囊状扩张	胆总管囊肿，先天性肝内胆管囊状扩张症（卡洛里病）
狭窄，闭塞	胰头癌，肝门部癌，胆管结石
肿瘤像	胆管细胞癌，肝门部癌
高回声	胆道积气，胆管结石

1. 先天性胆管扩张症(congenital bile duct dilatation)

超声表现
（1）囊肿状、纺锤状胆管扩张
（2）与胆管的连续性

● 先天性胆管扩张症

以往使用Alonso-Lej 的形态分类。

（1）1型：可见胆总管囊状扩张。有时也从肝管至胆总管扩张。

（2）2型：可见胆总管呈憩室状扩张。

（3）3型：可见胆总管在十二指肠入口部末端囊状扩张。

（4）4型：可见肝内胆管囊状扩张。

◆ 临床征象及注意事项

好发于女性，多伴有胆胰管汇合异常。

病因多认为是由于胰管与胆总管的先天性汇合异常，胰液反流至胆道。

3个主要症状是腹部肿瘤、反复性腹痛和黄疸（发热）。

不要把明显扩张的胆管误认为胆囊，诊断为重复胆囊。

有时误诊为胰腺囊肿及肝囊肿，应从不同部位和角度进行扫查，要根据与胆囊、肝囊肿、胆总管的连续性进行识别。

● 先天性肝内胆管扩张症

肝内胆管呈局限性囊状扩张，把肝内胆管出现多发性囊状扩张者称为卡洛里病。

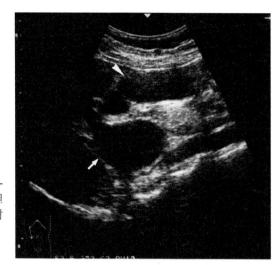

33岁女性，Alonso-Lej 1型病例。在胆总管三管汇合部附近囊状扩张（⇧）。胆囊（△）

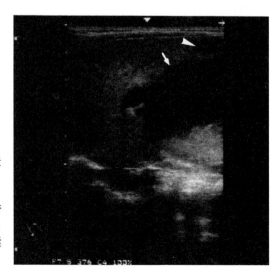

出生后14 d的女婴。胎儿时曾考虑先天性胆道扩张（⇧）。Alonso-Lej 1型病例，自肝总管至胆总管可见50 mm×40 mm大的伴有胆泥的囊状扩张。胆囊（△）

2. 胆总管结石（choledocholithiasis）

> **超声表现**
> （1）胆总管扩张
> （2）稳定的弱回声
> （3）弱的声影

回声水平及声影往往比胆结石弱。

◆ **临床征象及注意事项**

胆总管结石与肝内结石性质相同，几乎都是胆红素钙结石。

70%的胆总管结石中合并胆结石。多为胆结石落入胆总管。

由于胆汁的流动，结石的位置多见于胆管下段。

结石的数量：1个或数个。

Vater 乳头部结石嵌顿时，由于胰液的反流可并发急性胰腺炎，并引起梗阻性黄疸。

有胆结石时要考虑到胆总管结石。特别是胆总管直径在7 mm 以上时要为排除胆总管结石进行检查。

必要时取左侧卧位确认结石的位置及数量，此外还要观察有无肿瘤。

Vater 乳头部附近及胆总管下段往往会受消化管气体的影响，常难以确定有无结石。

胆总管下段结石往往声影不明显，泥沙状结石不出现声影。

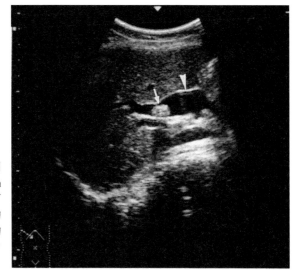

可见胆总管明显扩张约15 mm（△），内部可见直径12 mm的无明显声影的结石（⇧）显示不清楚

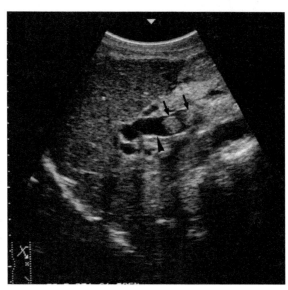

可见胆总管扩张约12 mm（▲），内部有10 mm和9 mm大小的结石（↑）。未见声影，相当于土屋分类的3a型

3. 肝内结石症（hepatolithiasis）

超声表现
（1）胆管扩张（周围至末梢）
（2）强回声
（3）声影

◆ **临床征象及注意事项**

肝内结石几乎都是胆红素钙结石。

有时合并胆管炎。

结石小时不伴有声影。

一般的结石为强回声，但回声比肝内钙化灶低，声影也弱。

结石周围的胆管扩张情况多数难以显示。要与肝实质内的肝内钙化灶及胆道积气相鉴别。

如果确认强回声在扩张的胆管内，则容易作出诊断。

如果见到沿肝内门静脉分支的强回声，且为多个并排列成直线状，则肝内结石的可能性大。

虽经手术治疗，也常会有结石残留和术后结石复发的情况。

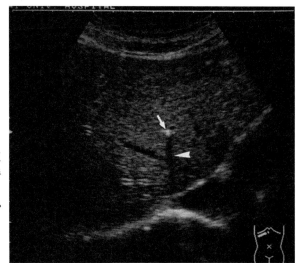

肝脏的前上区（S$_8$）可见伴有声影（△）的强回声，大小约2mm（⇧）。结石周围的胆管扩张不明显

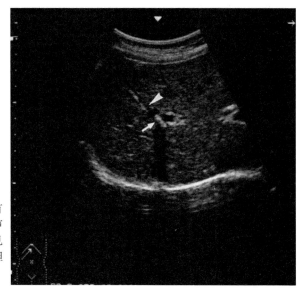

肝内可见伴有声影的强回声（⇧），还可见末梢的肝内胆管扩张（△）

4. 胆道积气（pneumobilia）

> **超声表现**
> （1）阶段状、线状、点状强回声
> （2）无声影
> （3）有可动性

　　强回声可以是单发散在性的，多连续成线状，微小的强回声连接成树枝状，阶段状。有时随体位变换可见移动。另外，与消化道内气体像相同，也可见多重反射。

　　◆ **临床征象及注意事项**

　　胆管内的气体，多见于有过胆囊摘除术及十二指肠乳头部切开术等的胆道系统及胰头部手术史患者。因此，在诊断胆道积气时首先应确认有无类似的手术史。

　　胆道积气意味着胆道系统与消化道之间有内瘘如胆囊十二指肠瘘，这时有必要通过腹部X线检查或消化道造影检查进行确认。

　　也有的胆道积气会因胆结石造成胆囊壁溃疡，使之与十二指肠、空肠相贯通而成。

　　要与肝内钙化、肝内结石相鉴别。

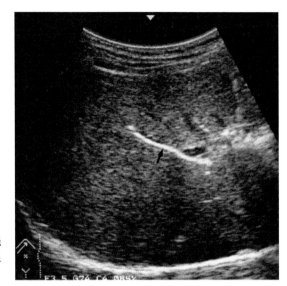

胆管癌术后病例
肝右叶可见线状强回声（↑）。未显示声影

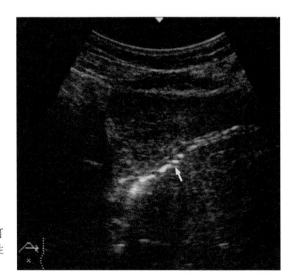

胆囊癌病例
沿肝左外叶胆管可见移动性的阶段性强回声（⇑）

5. 梗阻性黄疸（obstructive jaundice，icterus）

> **超声表现**
> （1）肝内外胆管扩张
> （2）胆囊增大

与门静脉主干并行的扩张胆管，因很像是双筒猎枪，所以称为"猎枪"征。此外，把扩张的肝内胆管与肝内门静脉分支并行的情况称为平行管征。

◆ **临床征象及注意事项**

黄疸或是由于胆内胆汁淤积的原因，或是由于胆管梗阻引起的，一般容易诊断。

病因为胆总管结石、胆管癌、胰头部肿瘤等。

不要将肝内外胆管扩张误认为是肝内动脉分支扩张的图像（奥斯勒病）。

例外情况有出现肝内胆管局限性囊状扩张，在肝内胆管分支处可见多发性囊状扩张，即卡洛里病。

为减轻黄疸，在穿刺时应特别注意避免造成门静脉胆道瘘。

提倡"7-11 标准"，即 7 mm 以下为正常，11 mm 以上为胆管阻塞。

胆管狭窄、梗阻部位显示不清时，可以根据有无胆囊增大来判断是上段胆管梗阻（三管汇合部以上）还是中下段梗阻。

血清总胆红素超过 2.0 mg/dl（1 mg/dl=17.1 μmol/L）即出现黄疸。如果在 5.0 mg/dl 左右，多能确认肝内胆管扩张。

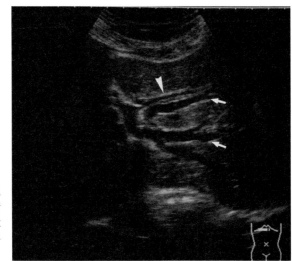

胆囊癌病例
肝左外叶可见由扩张的胆管（⇧）与门静脉（△）形成的平行管征

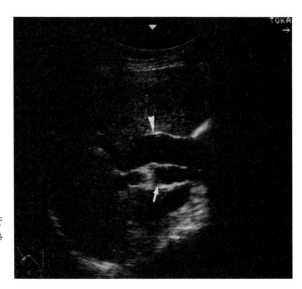

胰头癌病例
扩张的胆总管（△）与门静脉（⇧）并行，呈"猎枪"征

6. 胆管癌（bile duct carcinoma）

> **超声表现**
> （1）胆管内的肿瘤像
> （2）胆管扩张像
> （3）胆囊增大

根据肉眼所见的形态分为以下3型。

（1）结节型

可见结节状肿瘤。

（2）乳头型

扩张的胆管内可见肿瘤像。

（3）浸润型

若在格林森鞘内发展，则不能显示。

◆ 临床征象及注意事项

胆管癌是由胆囊及胆囊管以外的肝外胆管发生的癌。

肝外胆管分为左、右肝管，上段胆总管，中段胆总管，下段胆总管。肝外胆管癌中约1/3发生于下段胆总管。

黄疸症状多由胆管梗阻引起。

超声检查时要与胆管内癌栓及残留物声像相鉴别。

下段胆总管因有气体回声干扰，显示有一定的困难。

由肝门部及肝管发生的胆管癌要与胆管细胞癌相鉴别。

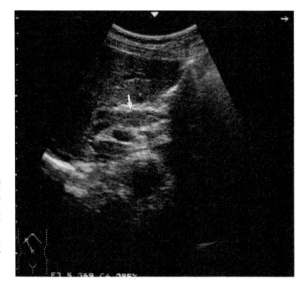

可见完全充满
胆总管内的肿
瘤（⇧），因做
了胆道引流，
所以未显示胆
管扩张

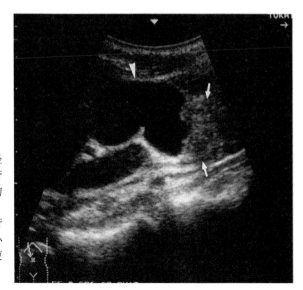

因黄疸来院，
可见胆总管管径
18 mm，胆囊管
管径10 mm，均
明显扩张（△），
因中段胆总管
内有18 mm大小
的肿瘤（⇧）使
胆管中断

7. 其他疾病

● Mirizzi 综合征

Mirizzi 综合征是因阿根廷的外科医师Mirizzi PL 首先报道而得名。它是由于胆总管不完全梗阻引起胆汁淤滞及胆管炎的病变。由于肝总管狭窄及胆囊管的压迫，肝总管部分变细，肝内胆管扩张。胆总管未显示扩张而内径正常。

● 急性化脓性胆管炎

超声表现
（1）胆管扩张
（2）胆管内微细回声

具有下述症状中的两项者应考虑诊断为急性化脓性胆管炎。

① 由胆道梗阻引起的菌血症或被证实为菌血症性休克时。

② 经剖腹探查，肉眼见到脓性胆汁并证实为细菌感染时。

③ 见由胆道梗阻引起的肝脓肿时。

X线检查证实为胆管梗阻，并经造影见有沿胆管多处脓肿时。

● 胆道运动障碍（biliary dyskinesia）

虽未见胆道器质性病变，却显示出胆汁排泄功能障碍。主要分为3型。

（1）运动亢进性运动障碍

（2）张力过大性运动障碍

① 颈部胆囊管型

② Oddi 型

（3）张力低下性运动障碍

◆ 临床征象及注意事项

症状：右季肋部痛，钝痛，重压感，上腹部胀满感，嗳气，呕吐，便秘，肩凝等。

病因：考虑为控制胆道功能的体液性及神经性调节失常。

表现：胆囊淤滞，胆囊收缩功能不全，胆管扩张、屈曲，胆汁排出功能障碍。

胆囊收缩试验是测量负荷前后的胆囊收缩及回复过程的最大面积，本症收缩功能低下。

第5章

胰腺

5 Chapter

胰腺的检查项目

◆ 形态

（1）轮状胰腺

多认为轮状胰腺是胚胎期腹侧胰腺原基在十二指肠壁愈合出现回转障碍所致。

（2）胰腺体尾部缺损症

胚胎发生时出现背侧胰腺原基先天性缺损。

◆ 大小

头部：3 cm以下。

体部：2 cm以下。

尾部：2.5 cm以下。

全长：12～15 cm。

增大	整体性	急性胰腺炎，胰腺癌
	局限性	胰腺癌，肿瘤，肿瘤形成性胰腺炎
萎缩		慢性胰腺炎，高龄者

◆ 内部回声

减低	急性胰腺炎
中等至稍增高	正常人
增高	肥胖者，高龄者，糖尿病，脂肪浸润

◆ 边界

在Borrmann 3、4型的进展期胃癌时，会直接浸润胰腺，此时应特别要注意胃与胰腺的边界。

◆ 胰管内径

正常：2 mm 以下。

扩张：3 mm 以上。

平滑扩张	慢性胰腺炎，胰腺癌
不规则扩张	慢性胰腺炎，胰腺癌
串珠状扩张	胰腺癌
闭塞	胰腺癌，胰腺炎的假性囊肿形成
穿通征	肿瘤形成性胰腺炎

◆ 注意事项

初学者有时会把胃后壁及脾动脉误认为胰管。

◆ 胰腺癌诊断标准（日本超声医学）

（1）确诊

①可见清楚的胰腺异常回声区，即与周围的胰腺组织相比较，回声强度和排列均不同。

②胰腺的异常回声区可伴有以下情况：

尾部胰管扩张。

胰腺内或胰腺区的胆管狭窄或闭塞。

胰腺局限性增大。

（2）疑似诊断

①胰腺异常回声区。

②胰腺及其周围区域的异常回声区。

③胰腺的局限性增大。

（3）需要进一步检查

①是否有胰管扩张。

②是否有胆管扩张和胆囊增大。

1. 急性胰腺炎（acute pancreatitis）

超声表现

（1）胰腺增大（水肿，出血，坏死）

（2）内部回声减低

（3）边缘平滑

（4）胰腺轮廓不清晰

（5）不均匀的散在点状回声（凝固坏死及微小肿瘤）

（6）胰管不扩张

（7）胰腺周围有渗出液潴留（有时也形成有包膜的囊肿）

（8）周围消化管有内容物滞留

◆ **临床征象及注意事项**

急性胰腺炎，由于胰酶活性化引起的自我消化，发生胰管的闭塞，胰腺的外分泌亢进等，也有由胆汁和十二指肠液的反流引起的。另外，还有因饮酒过量、急性胆囊炎、急性阑尾炎、肾周围炎、胃穿孔等引起的急性胰腺炎等。

若病情继续发展也可伴有腹水、胸腔积液和假性囊肿。

有上腹部或背部疼痛及呕吐等症状。

检查前应询问有无饮酒史及胰腺炎病史等。

检查时应结合血清及尿淀粉酶进行综合分析。有时即便血液生化检查支持急性胰腺炎的诊断，但其中也有不少病例经超声检查仍看不出胰腺有形态学的异常。

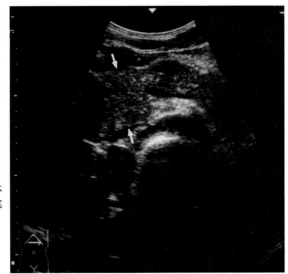

胰头部38 mm、体部20 mm，头部显著增大（⇧）。可见内部回声减低及胰腺周围有潴留液

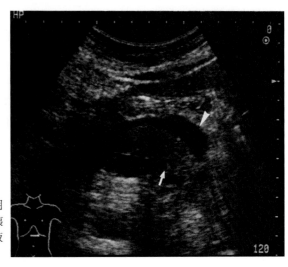

可见胰腺回声明显减低（⇧），胰腺周围有渗出液潴留（△）

2. 慢性胰腺炎（chronic pancreatitis）

> **超声表现（日本消化器病学会的临床诊断标准，1983）**
> （1）确诊依据
>   ① 胰腺结石是指囊内伴有声影的点状或弧形高回声
>   ② 胰管扩张（3 mm以上）伴有以下a～c中的任意1项者
>   a. 胰管壁不规整或呈断续的高回声像
>   b. 连接于胰腺囊肿像
>   c. 胰腺萎缩或局限性增大
> （2）异常情况
>   ① 胰管扩张（3 mm以上）
>   ② 胰腺囊肿
> （3）参考情况
>   ① 胰腺萎缩或局限性增大：在胰腺的长轴及短轴2个方向的切面图上判定，胰腺的前后径在10 mm以下为萎缩，30 mm以上为增大。
>   ② 胰腺内粗大的高回声像
>   ③ 胰腺边缘或胰管壁不规整或高回声像

◆ **临床征象及注意事项**

由不可逆性胰实质细胞的萎缩和纤维化引起胰实质的减少。

病因有长期过量饮酒、胆石症及急性胰腺炎的继发病变等。

在轻症胰腺炎时即便显示不出特征性声像也不能否定有胰腺炎。

胰结石即便有明确的强回声，也常常没有明显的声影。

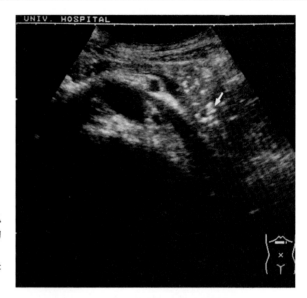

整个胰腺可见
1~3 mm 大的
强回声（⇧）
散在分布。未
见胰管扩张

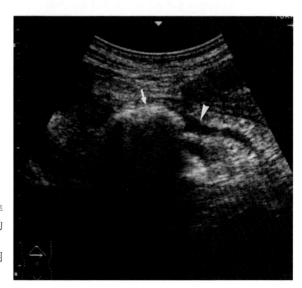

胰管内可见伴
有明显声影的
胰结石（⇧），
其尾部胰管明
显扩张（△）

3. 肿瘤形成性胰腺炎（tumorforming pancreatitis）

超声表现
（1）低回声
（2）内部回声均匀
（3）边缘不规整
（4）边界不明确（有时明确）
（5）多发生在胰头
（6）穿通征※
（7）胰管扩张（无至轻度）

※超声检查时要与胰腺癌相鉴别，如果见到肿瘤贯穿胰管的穿通征，则很大可能为肿瘤形成性胰腺炎。

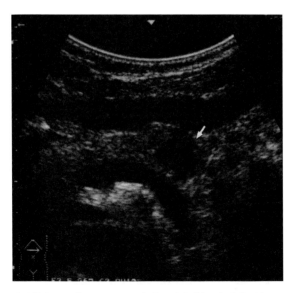

从胰体部至尾部可见15 mm大小的均匀低回声肿瘤（⇧）。胰管扩张，未见穿通征

4. 胰岛细胞瘤（insulinoma）

超声表现
（1）边界明确、平滑
（2）内部回声均匀
（3）低回声肿瘤
（4）胰管扩张（无至轻度）
（5）小肿瘤像（1~2 cm）

◆ **临床征象及注意事项**

胰岛细胞瘤是一种内分泌系统的肿瘤，来源于胰岛B细胞，由于胰岛细胞分泌过剩引起低血糖症。

也是一种无功能性肿瘤。

多发生在胰腺体部及尾部，有时为多发性，一般为良性。

多为小肿瘤，超声检查多难以显示。

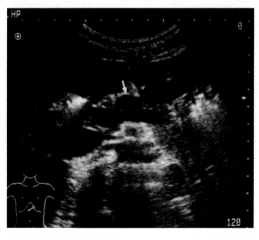

胰体部可见边缘清楚的12 mm×7 mm 大小的低回声肿瘤（↑）

5. 胰腺囊性病变

超声表现
（1）囊性肿瘤
（2）轮廓规整
（3）后方回声增强
（4）边界清晰
（5）内部无回声

◆ **临床征象及注意事项**

胰腺囊性病变几乎都是由胰腺炎和外伤引起的假性囊肿。

囊肿内出血有时可见内部回声。这时显示的多是胰腺的组织碎片和机化的血液、胆固醇结晶等。

巨大的胰腺囊肿与正常胰腺的边界也常不清晰。

● **假性囊肿**

囊肿有结缔组织包膜，囊壁薄，轮廓清晰。病因多为急性胰腺炎，也有因外伤引起的，如交通事故、腹部撞伤、手术损伤等。主要发生于胰腺周边部位。

● **真性囊肿**

囊肿由上皮细胞覆盖，囊壁厚，边界清晰。有先天性、潴留性、增殖性及寄生虫性囊肿等。

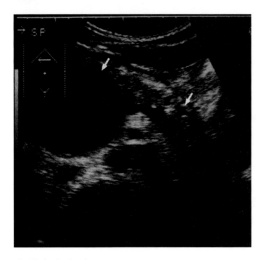

假性囊肿（1）
胰头部和尾部可见囊肿（⇧）

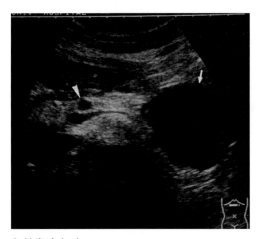

假性囊肿（2）
可见自胰尾部突出的54 mm×44 mm 大的囊肿
（⇧）。另外，头部可见8 mm大小的囊肿（△）

● **胰腺囊腺瘤**（cystadenoma）

胰腺囊腺瘤是由胰腺外分泌组织发生的肿瘤，有浆液性囊腺瘤和黏液性囊腺瘤两种。

（1）浆液性囊腺瘤

浆液性囊腺瘤是数毫米（mm）的微小囊肿集合形成的。

声像图为边缘平滑、边界清晰的高回声肿瘤。内部也可见斑点状低回声。

（2）黏液性囊腺瘤

女性多见，多发生在胰体部、尾部。内部多伴有回声，多房性或单房性，也见有内部存在隔膜的大囊肿。

声像图可见多房性的囊肿内有实质部分的肿瘤。

如果出现囊肿内的隔膜部分性增厚、乳头状隆起、不规整的实质肿瘤像等，则为囊腺癌的可能性大。

● **囊实性肿瘤**（solid and cystic tumor）

超声表现
（1）边缘平滑
（2）内部回声不均匀
（3）是囊部实性肿瘤
（4）有包膜
（5）边界清晰

◆ 临床征象

囊实性肿瘤为好发于年轻女性的预后良好的肿瘤，纤维性包膜，容易伴有出血和坏死。是一种胰管或胰腺间质内伴有大量黏液潴留的黏液性肿瘤病变。

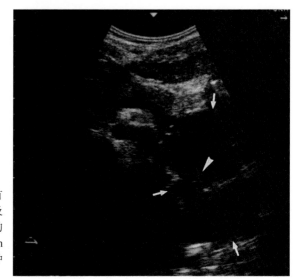

胰腺囊腺瘤
胰尾部可见有内部回声及隔膜（△）的 60 mm×46 mm 大小的囊性肿瘤（⇧）

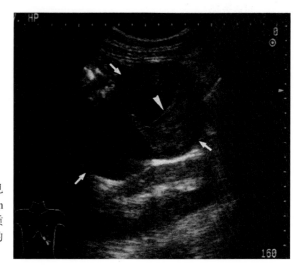

囊实性肿瘤
胰尾部可见 91 mm×68 mm 大小的有实质回声（△）的囊性肿瘤（⇧）

6. 胰腺癌（pancreatic carcinoma）

超声表现
（1）低回声肿瘤
（2）与胰腺实质的边界不明确
（3）平滑或凹凸不平
（4）内部回声：均匀或不均匀
（5）尾部胰管（串珠状）扩张及中断
（6）肝脏的内、外胆管扩张
（7）胆囊增大
（8）向脾静脉浸润

◆ **临床征象及注意事项**

胰腺癌中的90%以上是发生于胰管上皮的腺癌（胰管癌），胰腺癌多见于头部及体部，尾部少见。

根据肿瘤的所在部位分为胰头部癌、体部癌、尾部癌、全胰腺癌。

胰腺癌多为浸润性生长，容易经胰腺周围的所属淋巴结转移至肝脏，浸润血管或向邻近脏器直接浸润，所以检查时应扩大范围。

胰尾部肿瘤可在左肋间扫查，以脾脏为声窗进行扫查容易观察。

小胰腺癌多会造成主胰管的狭窄、闭塞。

由于胰腺癌的发生部位不同，胰管扩张的位置也各不相同。在胰头部癌时容易观察到胆管及胰管的扩张像，但发生在胰腺钩突部的癌就不太容易见到胰管扩张。

胰腺癌与肿瘤形成性胰腺炎的鉴别：若扩张的胰管在肿瘤的边缘部中断则疑为胰腺癌，若胰管贯通肿瘤则疑为肿瘤形成性胰腺炎。

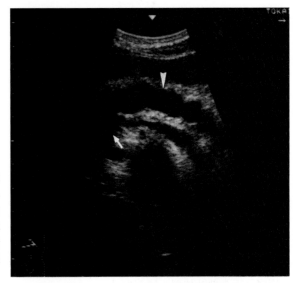

可见胰头部
10 mm 大小
的低回声肿瘤
（⇧），从体
部至尾部胰管
呈串珠样扩张
（△）

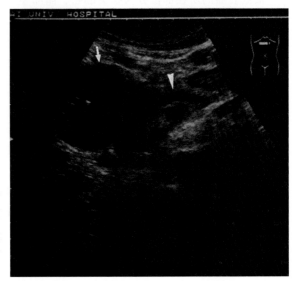

胰头部可见
59mm ×54 mm
大小的肿瘤
（⇧），尾部
胰管（△）扩
张至8 mm

第6章

肾脏

肾脏的检查项目

◆ **位置**

异位肾（胸部肾、骨盆肾、交叉性肾转位），游走肾等。

◆ **形态**

形态异常		疾　病
轮廓	突出	"单驼峰"征 胎儿性分叶，肿瘤
	凹陷	梗死，慢性肾盂肾炎
数量异常		多肾（数量超过2个）
髓质异常		海绵肾：肾髓质发育不全，多为两侧，可见髓质部分高回声
融合肾		马蹄肾，蜘蛛状肾，"S"形肾，"L"形肾，环状肾

◆ **大小**

测量部位		萎　缩（cm）	增　大（cm）
右肾	长径	8以下	12以上
	短径	3以下	5以上
左肾	长径	8以下	12以上
	短径	4以下	6以上

大小	疾　病
增大	急性肾功能不全，急性肾盂肾炎，肾病综合征，肾积水，代偿性增大，多囊肾
萎缩	慢性肾功能不全，发育不良
缺失	一侧未形成，未发育

◆ 边缘

肾皮质变形及增厚

◆ 内部回声

部 位	内部回声	疾 病
皮质	增强	肾功能不全，淀粉样变性
髓质	增强	海绵肾，肾钙化症，痛风肾
	低回声	肾窦脂肪瘤，肾柱（Bertin柱），肾盂肿瘤
中央集合	无回声	肾积水，肾盂旁囊肿
系统回声	强回声	结石

◆ 肿瘤性状

肿瘤性状		疾 病
内部回声	无回声	囊肿，肿瘤的溶解坏死
	低回声	脓肿，肾细胞癌，肾盂肿瘤，转移性肿瘤
	高回声	结石，血管平滑肌脂肪瘤，肾母细胞瘤
	混合回声	血肿，脓肿

◆ 肾超声断层法的诊断标准

所见＼病变	正常	实质性肿瘤	囊性肿瘤	肾盂肿瘤	肾积水
肾轮廓变形中央集合系统回声（CEC）	（－）卵圆形	（－）~（＋）正常至压迫、消失	（－）~（＋）正常至压迫压迫	（－）变形多伴囊状扩张	（－）~（＋）囊状扩张
囊性病变局部轮廓内部回声	（－）	（＋）实质内规整或不规整实质性或混合性	（＋）实质内规整囊性	（＋）CEC内规整或不规整实质性	（－）

1. 马蹄肾（horseshoe kidney）

> **超声表现**
> （1）显示肾脏细长
> （2）横切面扫查显示两肾连续

◆　临床征象及注意事项

　　马蹄肾为融合肾中最多见的先天性疾病，常见于男性，类似于马蹄铁的形状，故此得名。

　　通常两侧肾的下部实质性或纤维性融合形成峡部。

　　下极融合多达90%，上极融合者较少见，仅占10%。

　　检查时必须横切面扫查才有可能不漏诊。

　　显示肾下极细长时疑为本病。

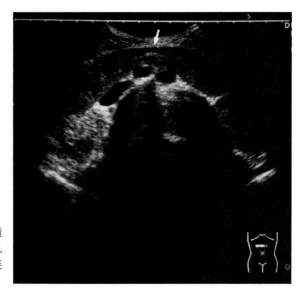

82岁男性。横切面扫查可见两肾下极相连（⇧）

2. 重复肾盂输尿管（double pelvis ureter）

超声表现
中央集合系统回声分成2部分

◆ 临床征象及注意事项

是重复肾盂分别发出输尿管走行的先天性畸形，分为输尿管完整型和不完整型两种。前者可见完全的重复输尿管，后者往往在中途合并成1根输尿管。

重复肾盂输尿管时常为单侧多见，一般无症状。

应注意在正常人也有因超声束的入射方向不同而引起误诊的情况。

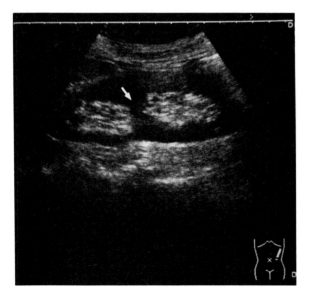

可见中央集合系统回声（CEC）分成2部分（⇧）

3. 异位肾（ectopic kidney）

> **超声表现**
> 异位肾在肾脏的正常位置不会显示，只会在其他部位显示

　　若只在一侧显示出肾脏，且该肾脏并无代偿性增大时应怀疑有异位肾，这时应在其他部位，特别要在骨盆内查找有无异位肾脏。

　　异位肾有胸部肾、骨盆肾、交叉性肾转位等。

　　骨盆肾多伴有回转异常，交叉性肾转位也是在对侧已有肾脏的位置处又有另一个转位肾，这种情况下一侧可显示出2个肾脏。

　　游走肾随呼吸活动，可见1.5 个椎体高度范围（4~5 cm）内肾脏有着生理性动度。

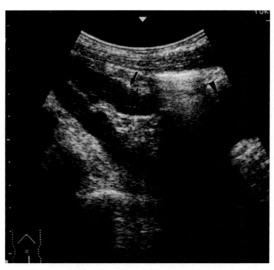

左肾（↑）显示在骨盆内接近膀胱（▲）处

4. 肾病综合征（nephritic syndrome）

> **超声表现**
> （1）肾增大
> （2）肾髓质回声水平减低或更清楚

◆ 临床征象

肾病综合征是血浆中的蛋白显著减少的慢性疾病，可引起明显水肿及蛋白尿等特征性症状。

超声检查常无特征性表现，因肾水肿引起功能减低，有时也可观察到肾髓质回声水平减低或更清楚。

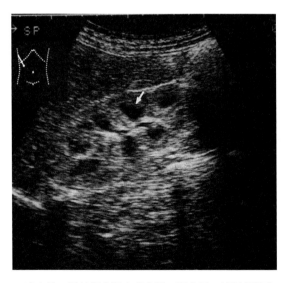

19岁女性。因妊娠中期出现水肿、蛋白尿、糖尿的肾病综合征表现。可见肾髓质（⇧）回声减低

5. 肾炎（nephritis）

把由非特异性炎症引起的尿路感染症统称为肾炎。另外，把在肾盂、肾盏、肾实质发生的尿路感染称为肾盂肾炎，其病原菌几乎都是革兰阴性杆菌。

● 肾盂肾炎

（1）慢性萎缩性肾盂肾炎

声像图可见肾萎缩，相当于皮髓瘢痕表面的凹凸不整，肾皮质变薄，与实质和中央集合系统回声的边界不清晰，会出现肝肾对比度的逆转等情况。

（2）急性肾盂肾炎

声像图可见全肾及肾锥体肥大，肾锥体回声减低更加明确。

● 肾小球肾炎

声像图可见肾皮质回声增强，肾锥体肥大，皮质与髓质（肾锥体）的边界比较清楚。

● 气肿性肾炎

声像图的特征是中央集合系统回声与髓质间有气体回声。

临床特征：在肾实质、肾盂、肾盏或肾周围出现气体，为伴有实质坏死性特殊肾盂肾炎的表现。

● 急性局限性细菌性肾炎

声像图显示界限不清晰的低回声肿瘤像。内部可见钙化回声和散乱气体回声。

多见于女性糖尿病患者。可伴有一侧腹痛及发热。

● 肾脓肿

　　声像图特征是肾盂、肾盏的扩张并伴有回声变低及可动性碎片像。

　　肾积水和肾结石时容易发生感染。随着细菌感染的加剧，肾实质被破坏，大部分形成脓肿。

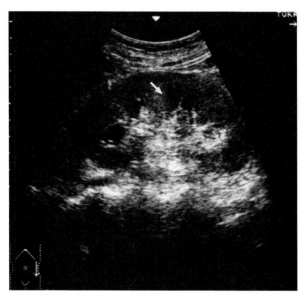

肾盂肾炎的病例。皮质与髓质的边界清楚，髓质（⇧）回声减低

6. 慢性肾功能不全（chronic renal failure，CRF）

> **超声表现**
> （1）肾萎缩
> （2）钙化
> （3）囊肿性改变
> （4）肾轮廓不清晰，凹凸不平
> （5）实质变薄
> （6）实质回声水平增高（肝肾对比度逆转）

◆ **临床征象及注意事项**

肾功能不全是指由于肾功能高度受损，已经不能保持液体平衡的状态，其病因几乎都是慢性肾小球肾炎。

本病大致分为急性和慢性，严重者可因尿毒症而死亡。

左肾高度萎缩时，常因受消化管内气体的影响难以显示。

慢性肾功能不全也有并发肾细胞癌，所以检查时应注意确认是否还伴有实质性肿瘤。

肾功能不全可用腹膜透析治疗。

长期腹膜透析患者应注意出现腹膜炎、肠系膜增厚等严重的合并症。肠系膜的厚度可在小肠附着处测量，超过7 mm为增厚，此时可疑为腹膜硬化症。

长期腹膜透析的患者可出现数量、大小不等的多发性肾囊肿，这种情况被称为多囊性肾萎缩或后天性肾囊肿。

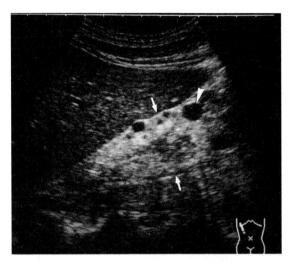

可见右肾明显缩（⇧），肾实质变薄以及多个囊肿（△）

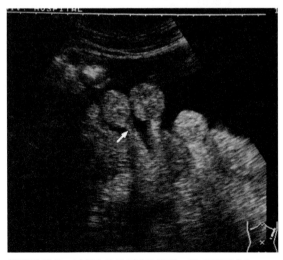

腹膜透析者。可见连续透析液的潴留，肠系膜厚度为5 mm（⇧），仍在正常范围

7. 痛风肾（gouty kidney）

> **超声表现**
> 中央集合系统回声（CEC）与髓质的块状像

◆ **临床征象**

广义上讲痛风肾是由痛风引起的肾功能障碍。

高尿酸血症为痛风的病因。由于血浆中出现的尿酸盐结晶在肾髓质内沉着，会造成与肾钙化症相同的肾髓质回声强度升高。

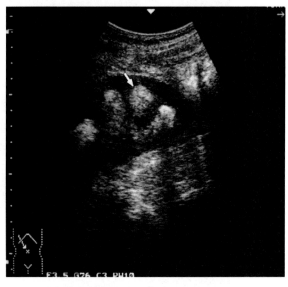

可见与肾髓质相同的强回声（⇧）

8. 肾结石（renal stone）

> **超声表现**
> （1）强回声
> （2）声影

◆ **临床征象及注意事项**

结石的部位不同，其疾病的名称也不同。结石在肾盂、肾盏时称为肾结石。

肾结石几乎都发生在肾盂、肾盏内（约占90%）。仅10%发生在肾实质中。

主要症状有腰背部痛、血尿（28%）等。

只有强回声而没有明显声影者不是结石，为钙化的表现。

肾窦上端的脂肪结缔组织及弓形血管都会显示为高回声，此时应与钙化相鉴别。

糖尿病及高血压等病程较长的患者，可见肾静脉的钙化。

珊瑚状结石是在中央集合系统内部充满的结石。

把全肾钙化称作粉笔肾，其病因多为肾结核。

同时出现肾结石及肾积水时，也应怀疑有无输尿管结石。要进行肾至膀胱的尿路全面检查。

伴有声影的结石中能够用IVP、KUB确认的只占64%。

5%～20%的黄嘌呤结石、尿酸结石和胱氨酸结石单靠腹部X线片不能显示，但超声检查却容易被显示出。

钙乳尿及肾钙化症与肾结石处理方法相同。

（1）钙乳尿

钙乳也多见于胆囊，多伴有肾盏憩室。单用腹部X线检查可见由钙乳和空气形成的水平界面。

（2）肾钙化症

钙质沉着有发生在髓质者和发生在皮质者2种类型。超声检查往往可见到皮质或髓质回声强度增高及声影。

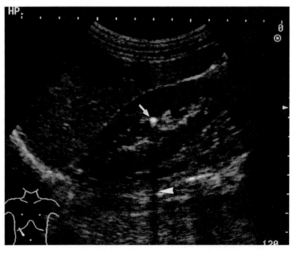

肾盏内可见5 mm大小的伴有声影（△）的彗星样回声（⇧）

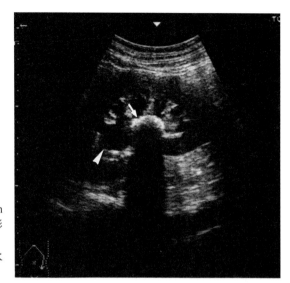

肾盂内可见23 mm
大小的伴有声影
的强回声（⇧），
同时也可见积水
（△）

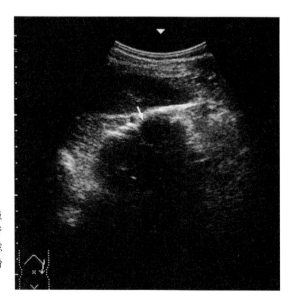

有结核病史的患
者。可见整个左肾
钙化（⇧），考虑
为无结构的"粉
笔样肾"

9. 输尿管结石（ureteral stone）

> **超声表现**
> （1）输尿管扩张
> （2）强回声
> （3）声影

◆ **临床征象及注意事项**

输尿管结石是肾结石沿输尿管顺行移动的显示，与肾结石相似，也可出现腰背部痛及血尿。

输尿管结石多见于肾盂输尿管移行部、输尿管与髂总动静脉交叉处及膀胱输尿管移行部的输尿管生理狭窄处。

有的部位因受到消化管内气体的影响常显示不出，仅能观察到肾积水。

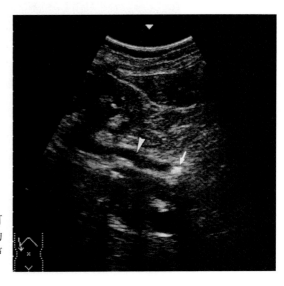

右输尿管（△）可见10 mm 大小的伴有声影的强回声（⇧）

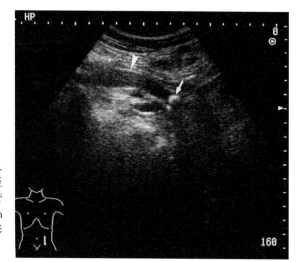

髂总动脉交叉处可见扩张至12 mm的输尿管（△）和10 mm大小的伴有声影的强回声（⇧）

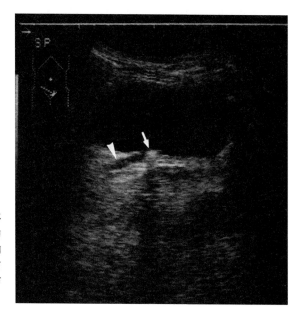

在膀胱输尿管移行处可见扩张的输尿管（△）和10 mm大小伴有声影的强回声（⇧）

10. 肾积水（hydronephrosis）

超声表现
中央集合系统回声分离（10 mm以上）

◆ **临床征象及注意事项**

由于排尿障碍和膀胱过度充盈，膀胱内压升高，导致肾盂、肾盏、输尿管扩张。

病因有肾结石、输尿管结石、肾盂或输尿管狭窄或闭塞、肾盂肿瘤、膀胱肿瘤、前列腺肥大、淋巴结肿大等。

妊娠时的胎儿压迫输尿管及大量摄取水分后肾盏往往显示生理性扩张。

膀胱过度充盈引起的积水可在排尿后复查，确认积水是否消失。

对于小儿的肾积水要与膀胱输尿管反流现象相鉴别。

轻度肾积水与肾静脉的鉴别：从下腔静脉至肾静脉连续追查即可鉴别。但是，左肾由于受到肠管内气体的影响，往往不能追查到肾静脉在肾门部的走行。

应注意追查输尿管至膀胱的走行，确认有无恶性病变及狭窄部位，或有无结石。

肾积水进展期病例可见肾实质变薄。

肾盏颈部结石嵌顿时，仅部分肾盏出现尿潴留，称为肾盏积水。

输尿管扩张称为输尿管积水，高度扩张时可显示至膀胱输尿管移行部。

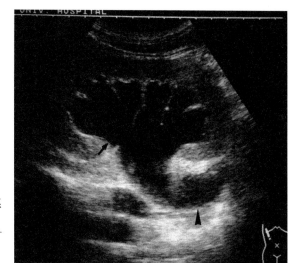

肾积水、输尿管积水
可见中央集合系统回声分离（↑）和输尿管明显扩张（▲）

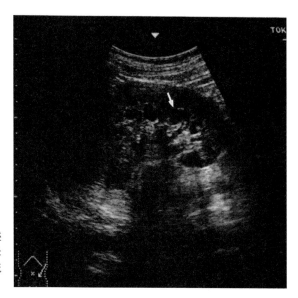

肾盏积水
可见数个肾盏扩张（⇧），未见中央集合系统扩张

11. 单纯性肾囊肿（simple renal cyst）

超声表现
（1）边界明确
（2）圆形
（3）内部无回声
（4）壁薄
（5）后方回声增强
（6）单侧性或双侧性

◆ **临床征象**

在肾肿瘤性病变中发病率最高，随年龄增长有增多的趋势。

容易与正常的髓质、肾积水、肾盏憩室、肾盏扩张、肾上腺囊肿等相混淆，以至出现误诊。

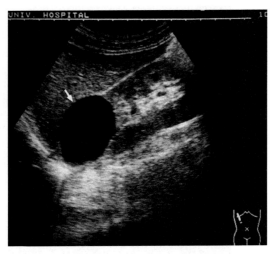

右肾上极可见40 mm×38 mm大小的后方回声增强的囊性肿瘤（⇧）

12. 肾盂旁囊肿（parapelvic cyst）

> **超声表现**
> 中央集合系统回声内的囊性肿瘤

◆ **临床征象及注意事项**

发生在肾门附近的中央集合系统回声内的囊肿肿瘤。

要与肾囊肿、局限性肾盂、肾盏扩张相鉴别。

压迫肾盂、肾盏的大囊肿可引起肾积水。

有时可成为血尿的病因。

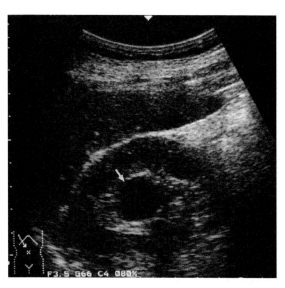

右肾中央集合系统回声内可见18 mm×17 mm大小的囊性肿瘤（⇧）

13. 肾盏憩室（calyceal diverticulum）

超声表现
（1）肾盏旁的囊性肿瘤
（2）后方回声增强不明显
（3）钙乳

◆ 临床征象

是与肾盏交通的囊肿，囊肿内部形成钙乳者憩室的可能性大。

造影时显示肾盂与肾盏相交通则可确诊。超声检查时，与单纯性囊肿及肾盂旁囊肿的鉴别有一定的困难。

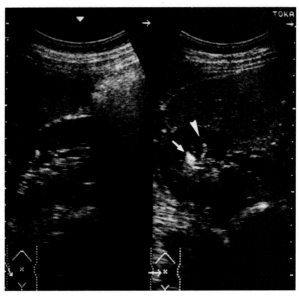

右肾中央可见伴有钙乳（⇧）的13 mm大小的不规整囊性病变（△）

14. 多囊性肾病（multicystic kidney）

超声表现
（1）一侧肾性
（2）大小不等的囊肿的集合体（显示为葡萄样）
（3）不出现肾实质及中心部回声

◆ **临床征象**

小儿偶见，往往表现为先天性一侧性多囊性肾病。

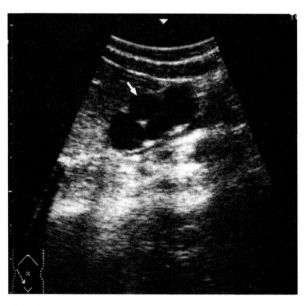

胎儿时就已提示右肾囊性肿瘤。出生后的检查仍可见一侧多发性囊肿（⇧）

15. 多囊性肾萎缩（acquired cystic disease of kidney，ACDK）

超声表现
（1）肾萎缩
（2）多发囊肿

◆ **临床征象及注意事项**

多囊性肾萎缩中的囊肿是由间质纤维化或尿毒症代谢物质引起的肾小管细胞增生导致的肾小管闭塞性囊肿。

这是一种后天性肾囊肿，囊肿多发生于长期透析患者的肾脏，其数量、大小均可渐增，其渐增性多与肾透析年数成比例。

曾见有一侧肾超过10个囊肿和肾实质的40%以上均为囊肿的病例。

肾细胞癌的发生率约为1.5%，偶然也可见发生于两侧肾。

检查时应注意囊肿内部的实质性部分，并将其与囊肿内出血及血肿相鉴别。

在肾移植成功病例中，多囊性肾萎缩的囊性部分有时可以消退为萎缩肾。

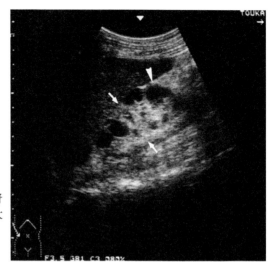

长期透析的患者。右肾可见萎缩肾（⇧），大小为79 mm×41 mm，并可见多个囊肿（△）

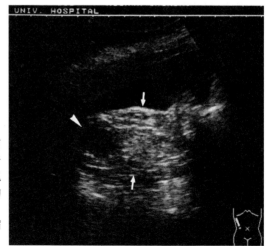

长期透析的患者。可见右肾萎缩（⇧），肾实质变薄。上极可见28 mm×24 mm大小的低回声肿瘤（△），为合并多囊性肾萎缩的肾细胞癌

16. 多囊肾（polycystic kidney）

多囊肾有先天性的和后天性的。先天性分两种，根据遗传方式及发生时期的不同可分为常染色体隐性遗传型（幼儿型）和常染色体显性遗传型（成年人型）。后天性的有多囊性肾萎缩。

● 常染色体隐性遗传型多囊肾病

（autosomal recessive polycystic kidney disease，ARPKD）

超声表现
（1）弥漫性高回声像（来源于无数小囊肿）
（2）中央集合系统回声不清楚

◆ 临床征象

由常染色体隐性遗传因素引起，是极少见的一种肾脏疾病。
肾功能严重受损，多致死亡。

● 常染色体显性遗传型多囊肾病

（autosomal dominant polycystic kidney disease，ADPKD）

超声表现
（1）无数大小不等的囊肿
（2）肾脏增大、变形

◆ 临床征象

为常染色体显性遗传，也有少数只发生在家族内。
为进行性慢性过程，直至肾功能不全。
合并肾癌，在日本较少见，仅有10例报道。
肝、胰、脾等也有囊肿时，称为多囊病。

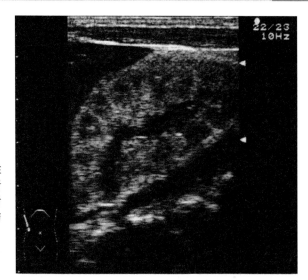

常染色体隐性
遗传型多囊肾
病例。出生后
1 d的男婴。与
肝回声比较，
肾回声水平非
常高

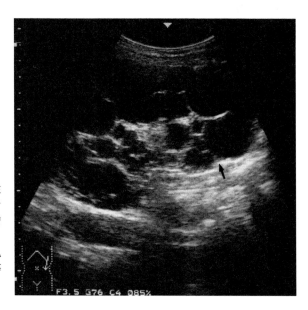

常染色体显性
遗传型多囊肾
病例。左肾增
大至188 mm×
94 mm，可见
无数大小不等
的囊肿（↑）

17. 血管平滑肌脂肪瘤（angiomyolipoma）

超声表现
（1）极高回声的肿瘤
（2）圆形至椭圆形
（3）边界明确
（4）内部回声均匀（大的不均匀）
（5）也有两侧发生的

◆ **临床征象及注意事项**

血管平滑肌脂肪瘤是一种良性肿瘤，也叫作错构瘤。

多合并脑的结节性硬化症。

肿瘤是血管、平滑肌、脂肪组织混合存在，通常没有包膜。

肿瘤若增大其实质突出，呈不规则形。仅靠超声检查难与其他肿瘤相鉴别。

脂肪瘤与本病有着相同的声像表现。

一般在肾实质内显示为高回声的肿瘤像，肿瘤的组织成分不同，回声水平也有所不同。

CT 检查时因脂肪密度的缘故，显示为低密度影，血管造影时可见洋葱断面样表现。

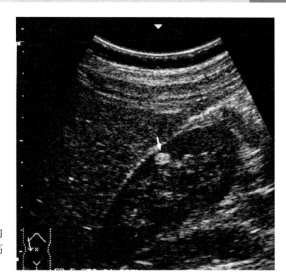

右肾中央的实质内可见直径6 mm的高回声肿瘤（⇧）

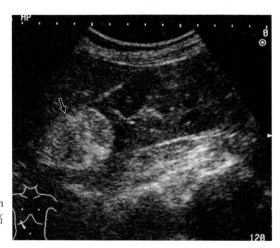

右肾上极可见41 mm×34 mm大小的极高回声肿瘤像（↑）

18. 肾血肿（renal hematoma）

> **超声表现**
> （1）受伤后即刻出现的囊性肿块变为混合型，接近囊肿型
> （2）追踪观察可见内部回声改变
> （3）血肿吸收后可见肿块缩小且变得不清楚

◆ **临床征象**

肾血肿是由交通意外伤、运动事故等引起的肾外伤及肾包膜下血肿等。

有血尿和疼痛等症状。

超声检查可确定挫伤或裂伤的部位。

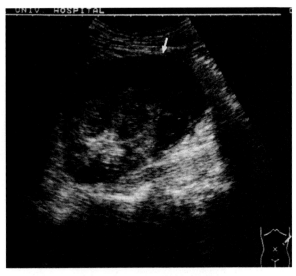

肾外伤病例。包膜下可见大范围的低回声区（⇧）

19. 肾脓肿（renal abscess）

超声表现
（1）低回声肿瘤
（2）碎片样的内部回声
（3）边缘不整

◆ **临床征象**

仅靠声像图脓肿往往不能与血肿和囊肿相鉴别。根据发热等临床症状，有时可作出诊断。

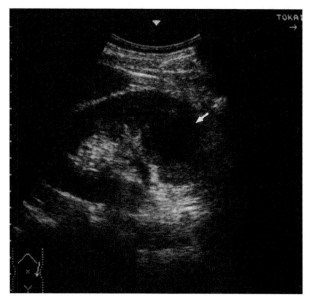

因发热来院。 左肾下极可见39 mm×30 mm大小的低回声肿胀区
（⇧），内部为弱点状回声

20. 肾梗死（renal infarction）

超声表现
（1）初期为低回声，其后可变为高回声
（2）陈旧性病例中可见到"V"形的瘢痕形成

◆ 临床征象
病因：多见于细菌性心内膜炎引起的肾动脉栓塞。

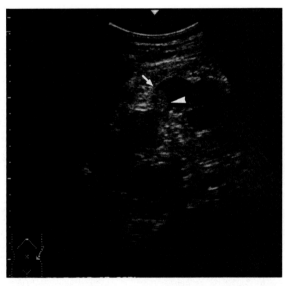

55岁男性。为右肾梗死、明显萎缩病例。现左肾表面明显凹凸不整（⇧），同时可见15 mm×10 mm大小的高回声（△）

21. 肾窦脂肪瘤（renal sinus lipomatosis）

超声表现
（1）中央集合系统回声内低回声的不定形肿瘤
（2）肾实质萎缩

◆ 临床征象及注意事项

肾窦脂肪组织增生。

要与肾盂肿瘤和肾积水相鉴别。

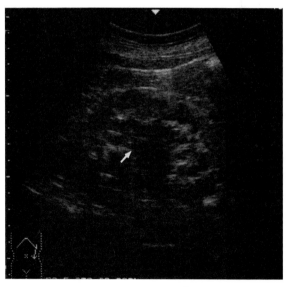

肾中央集合系统回声内显示低回声（⇧）

22. 肾细胞癌（renal cell carcinoma）

> **超声表现**
> （1）多为低回声肿瘤，大的肿瘤内部回声不均匀
> （2）中央集合系统回声变形
> （3）肾表面向外突出像

◆ 临床征象及注意事项

Grawitz 首先报道，所以也叫作Grawitz's 癌。

肾细胞癌是由近肾小管细胞发生的癌。该病似乎右侧多于左侧。下腔静脉、肾静脉内癌栓的发生率约为10%。

肿瘤血管丰富，转移的顺序大致为淋巴结、肺、骨、肝脏等。

男性多于女性，男女比例为3∶1，平均患病年龄为55~60岁。

症状有血尿、一侧腹部痛、触及肿瘤。

由肾表面向外突出的肿瘤，漏诊率较高。扫查时应注意使探头横向移动，直到看不到肾脏为止。这样才有可能避免漏诊。

应与假肿瘤相鉴别。肿瘤与实质回声多少有些不同，肾细胞癌从肾表面突出的角度大，而假肿瘤的这个角度比较平缓。特别是，多能看到由脾脏向左肾压迫的突出像，根据回声水平相同及内部血管回声像等可以鉴别。这种突出像称为单峰"驼峰"征。

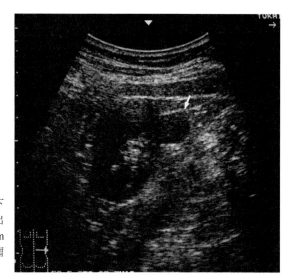

57岁女性。右肾下极外侧可见突出的20 mm×18 mm大小的实质性肿瘤（⇧）

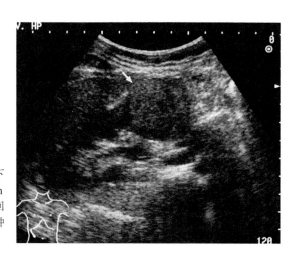

42岁女性。右肾下极可见直径38 mm边界清楚、内部回声均匀的实质性肿瘤（⇧）

23. 肾盂肿瘤（pelvic tumor）

> **超声表现**
> （1）肾盂移位
> （2）低回声肿瘤（或与肾实质回声相同）
> （3）边界不清楚

◆ **临床征象及注意事项**

几乎都是由移行上皮发生的癌。

发病率比膀胱癌低，占肾恶性肿瘤的10%以下。

多局限在肾盂内，但也有浸润至实质内的。

好发年龄为50~60岁，多见于男性。

血尿为主要症状。

不要将发达肾柱误诊为实质性肿瘤。应认真地对两者进行鉴别。

肾盂肿瘤是与周围界限比较明确的低回声肿瘤。

要熟知肾实质的结构，即肾实质分为皮质和髓质，皮质包着髓质。髓质与髓质间的皮质叫作肾柱或贝尔坦柱（Bertin's column）。

肾柱回声与肾皮质回声相同并有连续性，借此可以与肾盂肿瘤相鉴别。

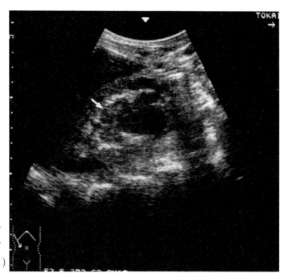

85岁女性。可见右肾盂内充满低回声不定形肿瘤像（⇧）

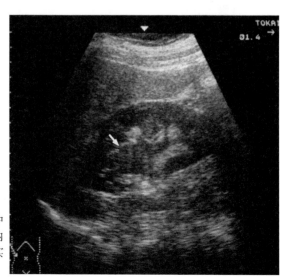

70岁女性。右肾中央集合系统回声内可见稍高回声的实质性肿瘤像（⇧）

24. 肾母细胞瘤（Wilms' tumor）

超声表现
（1）高回声肿瘤
（2）内部回声不均匀（出血，坏死）
（3）钙化像

◆ **临床征象**

该肿瘤于1899年由Wilms 最初报道，因而得名。发生于胚胎肾组织，为小儿的恶性肿瘤。多见于10 岁以下小儿，最多见于3岁左右，6岁以上者偶见。生长迅速，发现时多已极大。该肿瘤几乎都是单侧发生，仅有5%～10% 见于双侧。要与神经母细胞瘤等相鉴别。

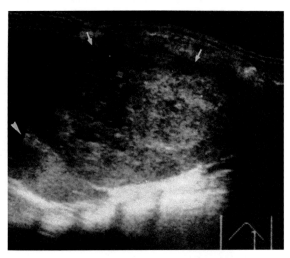

3岁女童。可见巨大内部回声不均匀的肾肿瘤（⇧）。压迫脾脏（△）

25. 转移性肾肿瘤（metastatic renal tumor）

> **超声表现**
> （1）等回声至低回声肿瘤
> （2）多为两侧发生

◆ 临床征象

多来自肺癌的转移，也可来自乳腺癌、大肠癌转移。偶尔见有恶性淋巴瘤和肉瘤的转移者。

若其他脏器有恶性肿瘤或患者既往有恶性肿瘤史，同时又见肾肿瘤时，这时应怀疑肾脏肿瘤为转移瘤。

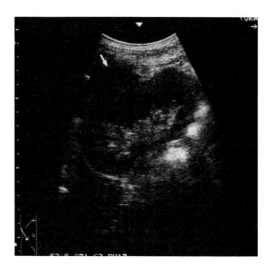

来自扁桃体癌转移的病例。可见突出于右肾外侧的65 mm×44 mm大小的低回声实质性肿瘤（⇧）

26. 恶性淋巴瘤（malignant lymphoma）

超声表现
（1）内部回声均匀
（2）低回声肿瘤
（3）单发或多发

◆临床征象

肾原发性恶性淋巴瘤是极为罕见的疾病。

肿瘤的特征是低回声，要注意该肿瘤常发生于两侧肾脏。

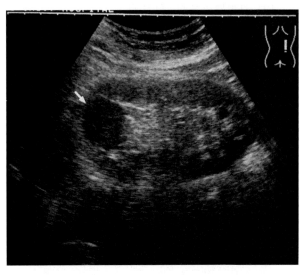

非霍奇金淋巴瘤的患者。右肾上极可见直径27 mm 的低回声肿瘤（⇧）

27. 其他疾病

● 淀粉样变性

为淀粉沉着于肾小球和肾动脉的疾病。

声像图的特征：肾增大，肾实质增大，肾实质回声较肝脏水平增高（肝肾对比度逆转）。

● 肉瘤

有纤维肉瘤、脂肪肉瘤、平滑肌肉瘤、横纹肌肉瘤、骨肉瘤等，其中脂肪肉瘤多见。

肾脏的肉瘤极为罕见且预后不良。

● 白血病

极罕见的病变，可显示为内部回声不均匀的实质性肿瘤。

● 其他

除本章列出的疾病以外还可见腺瘤、血管瘤、纤维瘤、脂肪瘤等。

近年来，血流测定已用于肾血管性高血压、肾动脉瘤、肾动静脉瘘、肾病综合征、急性肾功能不全、肾血管畸形等各种疾病。

近年来，血尿疾病，胡桃夹现象已引起广泛的注意。超声检查可见左肾静脉在腹主动脉和肠系膜上动脉之间被夹且狭窄。

28. 移植肾（transplantation，TXP）

超声表现
（1）急性排异反应
　　① 移植肾增大（短径增大）
　　② 肾髓质增厚，变为低回声
　　③ 肾皮质或全肾回声水平增高
（2）慢性排异反应
　　① 移植肾萎缩
　　② 肾实质不清晰
　　③ 全肾回声水平增高（中央集合系统回声范围增大）
　　④ 肾轮廓不清晰
　　⑤ 实质变薄
　　⑥ 质回声水平升高

◆ **临床征象及注意事项**

肾移植的供肾者（供者）是活体肾还是脑死亡患者的尸体肾，是有区别的。

移植肾后的排异反应根据移植时期分为超急性排异反应、急性排异反应、慢性排异反应。

移植肾多在右髂窝部位，距体表较浅的区域，因此检查时不会受肠管内气体及骨骼的影响，容易观察到。

观察要点：肾动脉吻合部狭窄，肾静脉血栓形成，有无尿路梗阻，肾周积液，肾积水等，合并使用多普勒法可显著提高诊断能力。

多普勒检查，根据检测肾主动脉、区动脉、叶间动脉、弓形动脉的血流速度、血流量，分析波形及血流变化，借此可以排除及诊断尸体肾移植后的急性肾小管坏死、急性排异反应及慢性排异反应等。

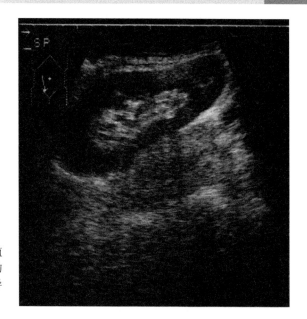

右髂窝的移植肾。保持着肾的形态，未见排异反应

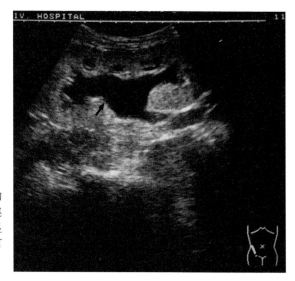

慢性排异反应的移植肾。中央集合系统回声明显扩张（↑），也可见肾盏扩张

第7章

肾上腺

7 Chapter

肾上腺的检查项目

肾上腺肿瘤的临床分类（引自：日本肾上腺肿瘤处理规则）
（1）原发性醛固酮增多症
（2）库欣综合征
（3）肾上腺皮质癌
（4）嗜铬细胞瘤
（5）神经母细胞瘤
（6）其他肾上腺肿瘤
　①内分泌活性肿瘤
　②内分泌非活性肿瘤

◆ **肾上腺皮质**

肾上腺上皮分泌的激素有盐皮质激素、糖皮质激素、性激素。

显示肾上腺皮质激素合成及分泌异常的功能性腺瘤有原发性醛固酮增多症（盐皮质激素）、库欣综合征（糖皮质激素）、肾上腺性器官综合征（性激素）。

◆ **肾上腺髓质**

自肾上腺髓质分泌的激素是肾上腺素和去甲肾上腺素，分泌异常性病变有嗜铬细胞瘤。

◆ **位置**

右肾上腺：在右肾上方，下腔静脉后方，右横膈角与肝右叶内侧缘之间。

左肾上腺：左肾上方的前内侧。

无论如何不要把横膈角错当成肾上腺。

成年人的正常肾上腺有脂肪组织包绕，故显示为高回声区。

要显示小的肾上腺肿瘤，可取仰卧位，或取受消化管内气体影响少的俯卧位扫查。

1. 原发性醛固酮增多症（primary aldosteronism）

> **超声表现**
> （1）肿瘤与肾实质回声几乎相同
> （2）单侧性，小于2cm的小肿瘤

◆ **临床征象**

该病于1955年由Conn首先报道，所以也称为Conn综合征。它是发生在肾上腺皮质的肿瘤，因而会引起醛固酮的过度分泌。

发生于肾上腺皮质以外的醛固酮过度分泌者称为继发性醛固酮增多症。

原发性醛固酮增多症由肾上腺皮质腺瘤引起的占70%，肾上腺皮质增生引起的仅占30%。

症状有高血压、低钾血症（低于3.5 mEq/L）、多饮、多尿等，多见于20~40岁女性。

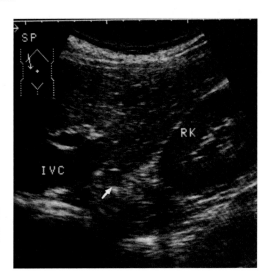

5年前因本症摘除左肾上腺，现右侧可见直径为11 mm 的肿瘤像（⇧）

2. 库欣综合征（Cushing syndrome）

> **临床表现**
> （1）肿瘤比肾实质回声稍高
> （2）大小为2～3cm

◆ **临床征象**

多见于20～40岁女性，肾上腺皮质功能亢进，引起糖皮质激素分泌过剩。

病因有垂体的促肾上腺皮质激素（ACTH）分泌过剩，异位性ACTH产生肿瘤等。

一般症状有面型饱满，肩背宽阔，向心性肥胖，高血压，多毛症，性器官发育不良，阳萎等。

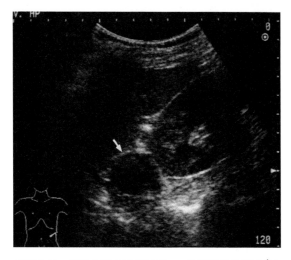

41岁女性。邻近左肾上极可见23 mm的实质性肿瘤（⇧）

3.先天性肾上腺皮质增生症（congenital adrenal hyperplasia）

> **超声表现**
> （1）两侧性，不太大
> （2）圆形，内部回声均匀

◆ **临床征象**

由于肾上腺皮质内的酶缺乏引起类固醇合成障碍，促使促肾上腺皮质激素分泌过剩。先天性肾上腺皮质增生有6种类型，21-氢氧化酶缺乏症最多见。

因肾上腺分泌的雄激素或雌激素过量，可见到女性男性化或男性女性化。这种改变叫作肾上腺性器官综合征。

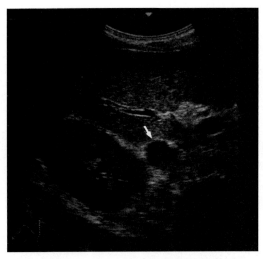

右肾上腺可见直径18 mm的内部回声均匀的肿瘤
（⇧），左侧同样也可见到，该病例为双侧性

4. 嗜铬细胞瘤 （pheochromocytoma）

> **超声表现**
> （1）大小超过4 cm
> （2）小的肿瘤为两侧性
> （3）有包膜
> （4）内部回声不均匀(出血、坏死、钙化)
> （5）椭圆形肿瘤

◆ **临床征象及注意事项**

从狭义上讲，该肿瘤是指由肾上腺或其他神经细胞组织的嗜铬性细胞产生的肿瘤，若从广义上讲，它是指一类大量分泌儿茶酚胺（肾上腺素，去甲肾上腺素）的肿瘤群。多为能产生ACTH、PTH、降钙素等的良性肿瘤。

症状有高血压、多汗、心悸、头痛、体重减轻等。

发生在纵隔及骨盆等处的异位肾上腺约有10%。

嗜铬细胞瘤的10%发生于两侧。

肾上腺嗜铬细胞瘤合并甲状腺髓样癌叫作Sipple综合征。

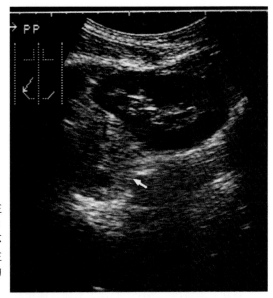

从背侧扫查显示，左肾上腺可见51 mm×41 mm 内部回声不均匀的肿瘤（⇧），左肾上极受到肿瘤的压迫

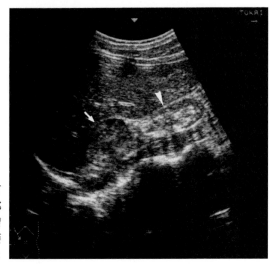

右肾与肝脏之间可见直径40 mm 内部回声不均匀的肿瘤（⇧），右肾（△）萎缩至53 mm×20 mm

5. 神经母细胞瘤（neuroblastoma）

> **超声表现**
> （1）肿瘤边界明确
> （2）内部回声较均匀
> （3）低回声肿瘤
> （4）伴有微细的钙化

◆ **临床征象及注意事项**

新生儿肾上腺肿瘤首先应怀疑神经母细胞瘤。小儿的恶性肿瘤中，白血病次之，但也较多。除脑肿瘤外，小儿恶性肿瘤中神经母细胞瘤发生率最高。

该瘤来源于交感神经节，原发部位中近50%来源于肾上腺，其次为腹膜后、胸部。

约有20%神经母细胞瘤不产生香草扁桃酸（vanilmandelic acid，VMA），所以以检查时要注意。

应注意该病多有淋巴结转移。

尿VMA检查出现阳性者多达80%，这一点有助于诊断。

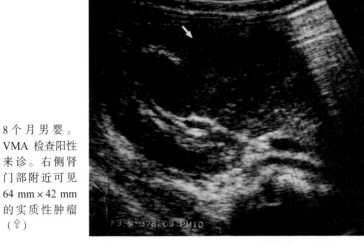

8个月男婴。VMA 检查阳性来诊。右侧肾门部附近可见64 mm×42 mm的实质性肿瘤（⇧）

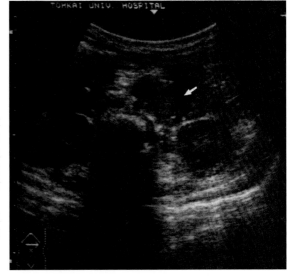

8个月女婴。VMA检查阳性来诊。左肾和脊柱的腹侧可见28mm×20mm的伴有钙化的实质性肿瘤（⇧）。本例为发生在腹膜后的神经母细胞瘤

6. 肾上腺皮质癌（adrenal cortical carcinoma）

> **超声表现**
> （1）内部回声不均匀（出血、坏死）
> （2）比较大的实质性肿瘤

◆ **临床征象**

肾上腺皮质癌非常罕见。

几乎不出现肾上腺功能不全症状，所以进行激素方面的检查无助于诊断。

发病没有左右侧的差别，往往已出现转移才被发现，预后差。

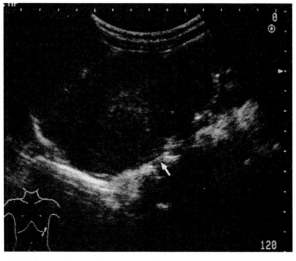

1岁女童。因多毛、外生殖器异常而进行检查。从左肾上极至肝左叶下可见91 mm×59 mm的内部回声不均匀的巨大肿瘤像（⇧）。肾脏和脾脏受肿瘤压迫

7. 转移性肾上腺肿瘤（metastaeic adrenal tumor）

> **超声表现**
> （1）多为两侧性
> （2）多数在肿瘤相当大时才被发现
> （3）肿瘤边缘不规整
> （4）内部回声不均匀（坏死）

◆ 临床征象

多来自肺癌、乳腺癌的血行转移，应特别注意对肺癌患者必须检查两侧肾上腺。

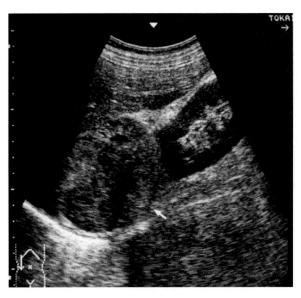

肺癌术后3个月。右肾和肝之间可见80 mm×70 mm的实质性肿瘤（⇧）。另外，在左侧也可见肿瘤，为两侧转移

8. 肾上腺囊肿（adrenal cyst）

> **超声表现**
> （1）内部无回声
> （2）边界明确、平滑
> （3）后方回声增强
> （4）清晰的后壁回声
> （5）圆形至卵圆形

◆ **临床征象及注意事项**

该肿瘤由出血引起的假性囊肿、寄生虫囊肿、淋巴管系的囊肿等，由出血等引起的假性囊肿的发生率占50%以上。

要与肝囊肿、肾囊肿、胰腺囊肿相鉴别。

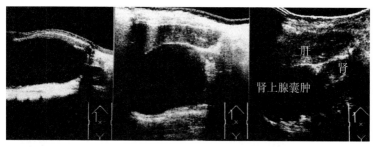

肝囊肿　　　　　　肾囊肿　　　　　**肾上腺囊肿**

肾上腺囊肿鉴别诊断
通过接触复合扫查显示的图像

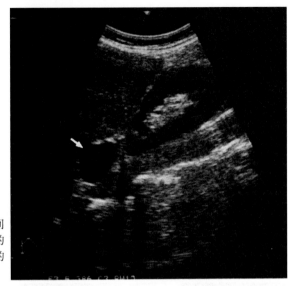

右肾和肝脏之间
可见边界清晰的
30 mm × 20 mm的
囊肿（⇑）

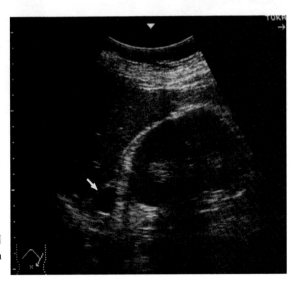

左肾和脾脏之间
可见直径17 mm
的囊肿（⇑）

9. 骨髓脂肪瘤（myelolipoma）

> **超声表现**
> 极高回声的肿瘤

◆ 临床征象及注意事项

该病是由脂肪成分和骨髓成分构成的良性肿瘤。

要与脂肪肉瘤相鉴别。

CT检查时可见肿瘤内有脂肪的低密度区（low density area，LDA），瘤壁多可见钙化。

血管造影可显示股骨头缺血表现的肿瘤像。

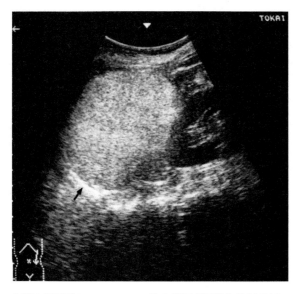

左肾上腺可见95 mm×70 mm的内部回声不均匀的极高回声肿瘤像（↑）

10. 肾上腺功能不全（adrenal failure）

肾上腺功能不全的病因多为艾迪生病、结核、出血、外伤等。

肾上腺出血后的机化、肾上腺结核等产生钙化者多见。

肾上腺出血的原因有产科外伤及母亲患有糖尿病的乳儿等，因出血，肿大的肾上腺可急剧缩小，数个月后出现钙化。

根据出血的时期的不同可见相应声像图改变。

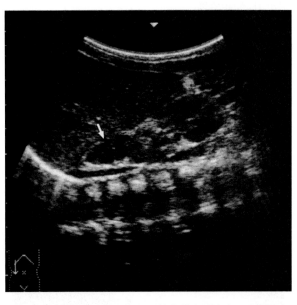

怀疑肾上腺肿瘤的1个月婴儿。超声检查见右肾和肝脏之间有19 mm×12 mm 内部不均匀低回声的肿瘤（⇧）。2个月后超声复查可见肿瘤缩小

第8章

其他

1. 主动脉瘤（aortic aneurysm）

> **超声表现**
> （1）动脉扩张（局限性，纺锤状）
> （2）附壁血栓
> （3）搏动性肿瘤

主动脉瘤腔内可见血流停滞及模糊的淡点状回声。

◆ **临床征象及注意事项**

该病由动脉硬化症引起，多见于高龄者及男性。

发生部位多在从肾动脉分叉处到髂总动脉分叉处之间。

主动脉瘤从病理组织学上可分为真性动脉瘤、夹层动脉瘤、假性动脉瘤。

主动脉瘤的位置是在肾动脉下还是波及肾动脉，对选择手术方案至关重要。

肾动脉分叉处不明显时，多以肠系膜上动脉分叉处以下1～2 cm的地方作为肾动脉分叉处的参考标志。

腹部的末梢动脉瘤也可发生在脾动脉、肝动脉、胃左动脉、腹腔动脉、髂动脉、肠系膜上动脉、肾动脉等。

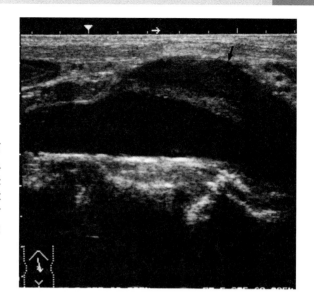

84岁女性。可见腹主动脉从肾动脉分叉处到髂总动脉分叉处之间扩张，扩张的最大径为34 mm，前壁还可见血栓（↑）

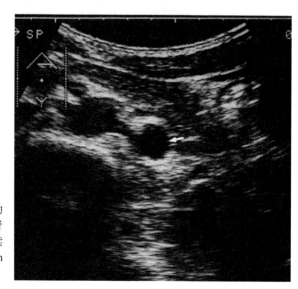

左肾动脉瘤
可见自腹主动脉分出的左肾动脉及其连续的内径为12 mm的动脉瘤（⇧）

2. 夹层主动脉瘤（dissecting aortic aneurysm）

> **超声表现**
> （1）游离的内膜片
> （2）确认真腔、假腔存在的位置

超声检查时可见由游离的内膜片分为真腔和假腔。

◆ **临床征象**

是主动脉中膜分离引起的，急性期可致命。

发生部位不同，预后和治疗方法也不同，所以确认夹层存在的位置至关重要。

多发生于高血压症的高龄人群。

症状可见撕裂样剧烈胸痛。

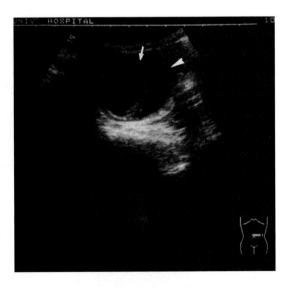

68岁男性。腹主动脉扩张至48 mm，管腔内可见内膜瓣（⇧）。左侧管腔内未见血流，故为假腔（△）

3. 动脉硬化症（arteriosclerosis）

> **超声表现**
> （1）动脉蛇形走行
> （2）壁回声不规则增高

◆ **临床征象及注意事项**

该病多见于高龄人群，常见血管硬化血管变形。

病理组织学上可见结缔组织增生、脂肪沉着、胆固醇沉着、钙化等。

高龄患者多为动脉粥样硬化症。

注意不要把蛇形主动脉误诊为动脉瘤。

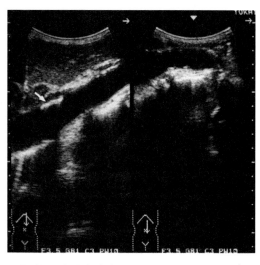

72岁男性。在腹主动脉内腔可见多个高回声区（⇧）

4. 腹水（ascites）

> **超声表现**
> 腹膜腔内的不规则无回声区

◆ **临床征象**

腹水是指存在于腹膜腔的液体，根据发生机制大致分为渗出液和漏出液2种。渗出液见于炎症时，漏出液见于肝硬化、肾病综合征、淤血性心脏病、营养失调等。

发生原因：血液和组织间液的水分移动的平衡被破坏。肝硬化时，由门静脉压增高和低蛋白血症引起血浆胶质渗透压降低，由血管出来的水分比被组织吸收的水分量要大，从而导致腹水潴留。

在癌性腹膜炎时病变与肠管粘连，此时往往不易显示出腹水。癌性腹膜炎的腹水潴留时看不到胆囊壁增厚，这一点有利于与其他疾病相鉴别。

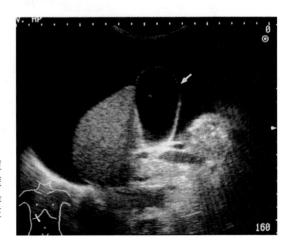

胃癌术后的病例。腹腔内可见大量腹水。未见胆囊壁（⇧）增厚，这是癌性腹膜炎的特征性表现

5. 胸腔积液（pleural effusion）

> **超声表现**
> 胸腔内的不规则无回声区

大量胸腔积液潴留时显示肺内无气体，为均匀的实质回声像。

◆ 临床征象及注意事项

胸腔积液是指存在于胸膜腔的液体，根据发生机制大致分为渗出液和漏出液2种。渗出液见于肺炎及肺的恶性肿瘤等，漏出液见于因心功能不全等引起的胸膜腔液体潴留。

胸腔积液的内部回声与其纤维蛋白原的含量有关。

正常人胸膜腔中含有不超过10 ml的潴留液，超声检查时一般显示不出来。

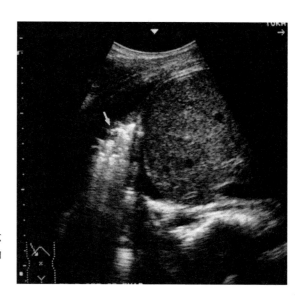

右胸腔内显示不规则无回声区和含气肺（⇧）

6. 胃癌（stomach carcinoma）

> **超声表现**
> （1）胃壁增厚（假肾征）
> （2）淋巴结增大
> （3）壁的层结构不规整，回声强度改变
> （4）低回声的肿瘤像

◆ **临床征象**

可根据胃壁5层结构紊乱的情况来推断癌的进展程度。正常胃壁厚度不会超过5 mm，为低回声。

在整个胃都有癌变时，因胃腔内含有气体形成中心高回声，其周围的肿瘤部分显示为环状低回声区，因类似于肾脏声像而被称为假肾征。

胃癌的好发部位：胃下部（A）约50%，胃中部（M）约35%，胃上部（C）约10%，胃下部最多见。

向周围的直接浸润：让患者深呼吸反复观察呼吸性移动，应仔细观察肝脏或胰腺是否与主病灶同步移动。

淋巴结：可显示圆形至椭圆形的低回声。若融合可呈链锁状或棒状。

特别要注意Borrmann 3 型和4型。

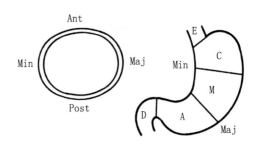

E：食管
C：胃上部
M：胃中部
A：胃下部
D：十二指肠
Ant：前壁
Post：后壁
Min：小弯
Maj：大弯

胃

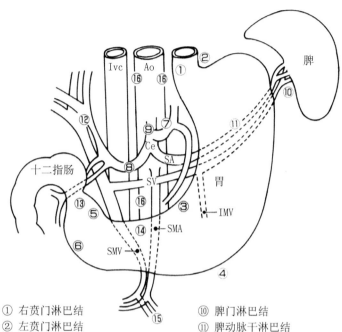

① 右贲门淋巴结
② 左贲门淋巴结
③ 小弯淋巴结
④ 大弯淋巴结
⑤ 幽门上淋巴结
⑥ 幽门下淋巴结
⑦ 胃左动脉干淋巴结
⑧ 肝总动脉干淋巴结
⑨ 腹腔动脉周围淋巴结
　（胃左动脉根淋巴结）
　（肝总动脉根淋巴结）
　（脾动脉根淋巴结）

⑩ 脾门淋巴结
⑪ 脾动脉干淋巴结
⑫ 肝、十二指肠系膜内淋巴结
⑬ 胰腺后部淋巴结
⑭ 肠系膜根部淋巴结
⑮ 中结肠动脉周围淋巴结
⑯ 主动脉周围淋巴结

胃周围廓清用淋巴结名
［引自：日本胃癌处理原则（1985）修订版本］
Ivc：下腔静脉；Ao：主动脉；Ce：腹腔动脉；SA：脾动脉；SV：脾静脉；
IMV：肠系膜下静脉；SMA：肠系膜上动脉；SMV：肠上膜上静脉

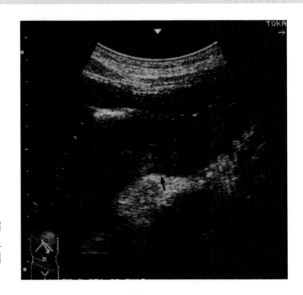

Borrmann4型病例。可见胃壁上部至前庭部全周性增厚（↑）

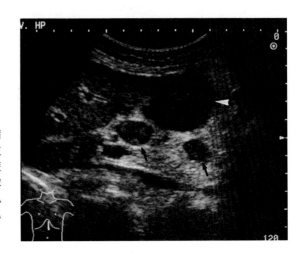

Borrmann3型病例。邻近于肝左叶下方可见胃壁增厚呈肿瘤像（△）。还可见到胃后壁的淋巴结转移（↑）

7. 胃黏膜下肿瘤（submucosal tumor， SMT）

> **超声表现**
> （1）低回声肿瘤
> （2）内部回声均匀

◆ **临床征象**

胃黏膜下肿瘤几乎都是从固有肌层发生，平滑肌瘤多见。巨大的肿瘤从壁外压迫胰腺和肝脏，要与胃外肿瘤相鉴别。

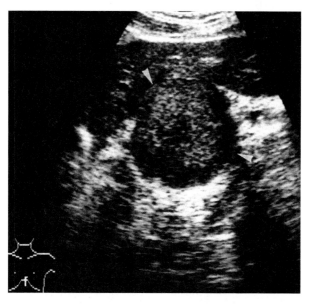

为自动化检查提示肿瘤的病例。可见从背侧压迫肝左叶、直径经50 mm的实质性肿瘤（△）

8. 肥厚性幽门狭窄症（hypertrophic pyloric stenosis）

> **超声表现**
> （1）纵向扫查：2根纵向走行的线状低回声
> （2）横向扫查：靶状回声

◆ **临床征象**

肥厚性幽门狭窄症为先天性疾病，多见于出生后不久的婴儿。因呕吐不能吃奶，为手术适应证。

X线造影检查时，前庭部腔内狭窄的幽门处可见细绳纽结样改变。

胃幽门部增厚，4 mm 为判断的临界值。

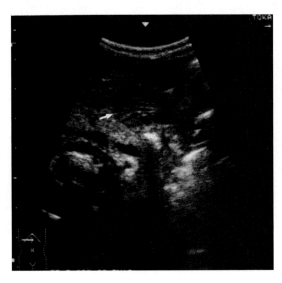

出生后2个月的男婴。幽门部可见2根纵行走向的线状低回声（⇧）

9. 小肠、大肠肿瘤

超声表现
（1）壁增厚（"牛眼"征，假肾征）
（2）淋巴结肿大
（3）向周围组织浸润

◆ **临床征象**

大肠肿瘤的发生率较高，而小肠肿瘤的发生率相对较低。小肠癌约占肠管癌的1%。

良性肿瘤中以平滑肌瘤最多见。

症状有疼痛、血便、贫血、腹部可确及肿块等。

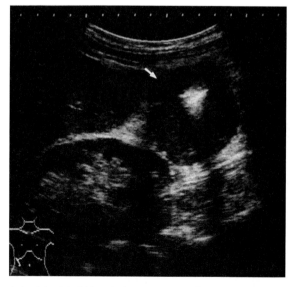

右肾后方可见升结肠壁增厚呈假肾征（⇧）

10. 肠梗阻（ileus）

超声表现
（1）肠液的往返现象
（2）小肠梗阻：小肠Kerckring皱襞
　　　　　　　键盘征
（3）大肠梗阻：袋状

◆ 临床征象

肠梗阻是术后瘢痕或其他原因引起的肠内容物通过障碍的状态，分为机械性肠梗阻和功能性肠梗阻。

机械性肠梗阻是由肠管的器质性闭塞引起的，根据有无血行障碍又分为闭塞性肠梗阻和坏死性肠梗阻。

功能性肠梗阻是肠蠕动功能异常引起的肠内容物通过障碍性病变，又分为麻痹性肠梗阻和痉挛性肠梗阻。

有腹痛、呕吐、不排气3个主要症状，有时在腹壁可见到肠形和肠蠕动波。

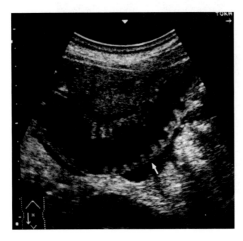

扩张的肠管内明确显示小肠Kerckring皱襞，呈现键盘征（⇧）。同时还可见到腹水

11. 肠套叠（invagination）

> **超声表现**
> （1）靶环征
> （2）同心圆征

◆ **临床征象**

一段肠管套入邻近的另一段肠管中引起梗阻性病变。

发生率：在2岁以下的男性小儿回盲部肠套叠居多，是回肠套入盲肠内的病变。

可见间歇性腹痛、呕吐、休克症状等，为急腹症。另外，还可以发生肠管坏死穿孔合并腹膜炎。若不及时治疗其预后甚差。

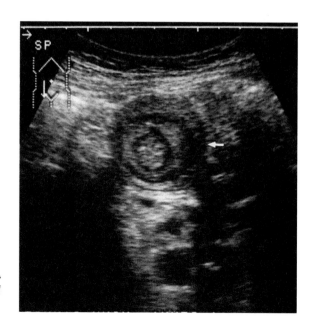

右下腹部可见靶环征的肿瘤声像（⇧）

12. 急性阑尾炎（acute appendicitis）

> **超声表现**
> （1）右下腹的囊状至低回声的肿瘤样声像
> （2）周围潴留液（腹水或脓肿）
> （3）粪石回声和声影

◆ 临床征象

临床症状可见右下腹局限性压痛、发热等，伴有白细胞增多及C反应蛋白（CRP）升高。

组织病理学上大致分为卡他性阑尾炎、蜂窝织炎性阑尾炎和坏疽性阑尾炎。

（1）卡他性阑尾炎

为轻症阑尾炎，阑尾壁仍可保持着5层结构。

显示黏膜肿胀，内腔狭窄，此型未显示出阑尾壁组织学上破坏的情况。

（2）蜂窝织炎性阑尾炎

为中度至重症型阑尾炎，阑尾壁虽然基本保持着5层结构，但多已出现边缘凹凸不整的情况。

阑尾增大，腔内也可见血肿、脓液引起的液体潴留声像。

（3）坏疽性阑尾炎

为重症阑尾炎，阑尾壁已失去5层结构，显示出块状肿瘤样的声像。

阑尾显著肿胀，可见出血性梗死及坏疽性改变。

◆ 其他

回肠末端炎症可见肠壁增厚和肠液滞留。

克罗恩病的特征是肠壁增厚。

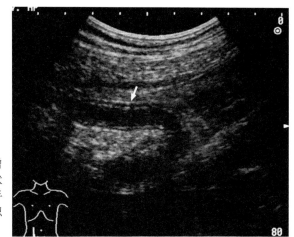

回盲部可见壁增厚至3 mm的管状结构（⇧）。手术证实为蜂窝织炎性阑尾炎

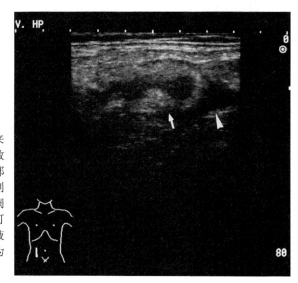

因右下腹痛来诊。白细胞计数8700/μl。回盲部可见壁不规则增厚、肿胀的阑尾（⇧）。还可见到周围潴留液（△），考虑为坏疽性阑尾炎

13. 腹膜后肿瘤（retroperitoneal tumor）

后腹膜腔是上自横膈下至骨盆，前为腹膜后面，后至背侧肌肉，侧方至腰方肌外侧缘之间的腔隙。

后腹膜腔包含有胰腺、肌肉、肾上腺、肾脏、主动脉、下腔静脉等组织。该部位的肿瘤主要是来自脂肪、肌肉、血管、淋巴管、交感神经等组织发生的肿瘤。

小儿腹部肿瘤中约50% 起源于腹膜后，而且多为恶性肿瘤。

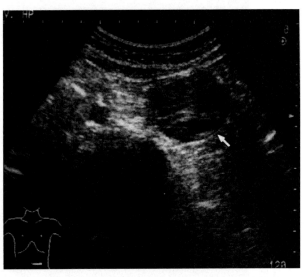

在邻近左髂动脉处可见52 mm×38 mm有分隔的低回声肿瘤（⇧）。本症为副神经节瘤

14. 消化道穿孔（perforation of the gastrointestinal tract）

> **超声表现**
> 腹腔内游离气体

　　超声检查不能直接作出消化道穿孔的诊断，只可借腹腔内出现的游离气体推断消化道穿孔。

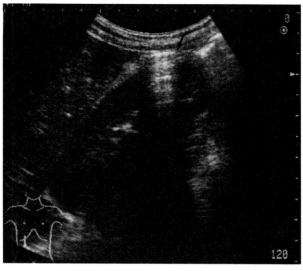

本例为交通意外伤引起的消化道穿孔。右肾腹侧可见由游离气体引起的多重反射及彗星样回声（↑）